Die gegenwärtigen Strömungen in der Psychiatrie

von

Karl Kleist

Professor der Psychiatrie und Neurologie an der Universität Frankfurt a. M.

Berlin und Leipzig 1925

Verlag von Walter de Gruyter & Co.

vormals G. J. Göschen'sche Verlagshandlung - J. Guttentag, Verlagsbuchhandlung
Georg Reimer - Karl J. Trübner - Veit & Comp.

Sonderabdruck aus der
Allgemeinen Zeitschrift für Psychiatrie Band 82
Verlag Walter de Gruyter & Co., Berlin

Inhalt.

Die gegenwärtigen Strömungen in der Psychiatrie[1]).

Bericht, erstattet in der gemeinsamen Sitzung des Deutschen Vereins für Psychiatrie und der Gesellschaft Deutscher Nervenärzte in Innsbruck am 25. September 1924.

Von

Karl Kleist.

Die Strömungen, von denen wir die gegenwärtige Psychiatrie getragen sehen, sind an die Stelle anderer getreten, die noch vor kurzem herrschend waren; ein Wechsel, der nur verstanden werden kann, wenn man sich der Entwicklung und des letzten Zustandes unserer Wissenschaft bewußt ist.

Das vergangene Jahrhundert psychiatrischer Forschung.

In dem verflossenen ersten Jahrhundert wissenschaftlicher Psychiatrie zeichnen sich drei Entwicklungsstufen ab. Ihre erste ist die psychologisch-symptomatologische. Man kennt von den Geisteskrankheiten, deren biologische Auffassung mühsam einer ausschließlich metaphysich-philosophisch-religiösen Betrachtung der Seele abgerungen wird, nur ihre seelischen Erscheinungen und bildet aus ihnen primitive Krankheitsbegriffe, die noch nicht den Namen von solchen verdienen: Exaltation, Hypochondrie, Wahnsinn, Verrücktheit und dergleichen[2]). Die Lehre von der Einheitspsychose ist demgegenüber schon ein Fortschritt; denn in der Annahme gesetzmäßig aufeinanderfolgender Stadien von Melancholie, Exaltation und geistiger Schwäche leuchtet, wenn auch trübe, der Gedanke eines den Erscheinungen des Irreseins übergeordneten, sie bedingenden Krankheitsprozesses auf.

Es folgt das Zeitalter, das in der gesamten Medizin durch *Virchows* Werk und Namen bezeichnet wird: die Begründung der Krankheiten auf die pathologisch-anatomischen Veränderungen des erkrankten

[1]) Aus der Psychiatrischen und Nervenklinik Frankfurt a. M.

[2]) Vgl. *Kieser*: Elemente der Psychiatrik 1855.

Organs. Die **anatomische Richtung** in der Psychiatrie wird zugleich zu einer **neurologischen**, indem *Griesinger* Psychiatrie und Neuropathologie in Forschung und Unterricht vereint. In ihnen sieht er „nicht zwei eng verbundene Gebiete, sondern es ist **ein** Gebiet, wo alles eine Sprache spricht und von denselben Gesetzen regiert wird." „Der erste Schritt zu einem Verständnis der geistigen Störung — sagt *Griesinger* — ist ihre Lokalisation, d. h. ihre Herleitung aus Krankheitsveränderungen des Gehirns. . . So haben wir vor allem in den psychischen Krankheiten jedesmal Erkrankungen des Gehirns zu erkennen[1])." Aus dieser noch ganz allgemeinen Lokalisation der Geistesstörungen im Gehirn entwickelt sich dann, gefördert durch *Meynerts* hirnanatomische und *Hitzigs* hirnphysiologische Entdekkungen, eine spezielle Gehirnlokalisation der niederen und einfachen seelischen Funktionen bzw. ihrer Störungen (Aphasie, Agnosie u. a.), auf denen *Wernicke* sein großartiges Gebäude einer anatomisch-lokalisatorisch und neuropathologisch gedachten Psychiatrie errichtet. Diese Richtung achtete indessen fast nur auf den Ort und die allgemeine neurologische Störungsweise, nicht auf die Art der Krankheitsvorgänge und blieb daher unzureichend. Auch in der gesamten übrigen Medizin hatte die pathologische Anatomie das pathogenetische Bedürfnis nicht befriedigen können und so kam, geführt von der Bakteriologie, ein **Zeitalter vorwiegend ursächlichen Denkens** herauf und in der Psychiatrie die **klinisch-ätiologische Methode** zur Herrschaft. Die Paralyse, die noch bei *Griesinger* nur eine „Komplikation des Irreseins" war, wird zum Vorbild eines in gewissen Grundsymptomen, in einem gleichartigen Verlauf und Ausgang und einem eigenartigen Hirnbefund übereinstimmenden Leidens. Nach dieser Methode entwickelt *Kahlbaum*[2]) seine Katatonie, ihm folgend *Hecker* die Hebephrenie. Symptomenkomplex — das Wort taucht hier zum ersten Mal auf — und „innerer Krankheitsprozeß" werden noch schärfer als bei *Griesinger* einander gegenübergestellt. Ist die klinische Richtung bei *Kahlbaum* mehr auf die in gewissen Hauptzügen übereinstimmenden Symptomenbilder und die Verlaufsweise der Krankheiten abgestellt, so legt *Kräpelin* größeren Nachdruck auf gleiche **Ursache** und gleichen **Ausgang**, auf die Übereinstimmung der Endzustände bei unheilbaren Erkrankungen. Die Ursache ist es, die die Eigenart des Krankheitsvorganges bestimmt.

[1]) *W. Griesinger*. Die Pathologie und Therapie der psychischen Krankheiten. 1861. S. 1. Ders. Archiv f. Psych. I. 1868.

[2]) *Kahlbaum*. Die Katatonie. 1874. Einleitung.

So schließt sich erst bei ihm die „natürliche Krankheitseinheit" ganz zusammen [1]).

In der Tat gelingt es nun bald, eine Anzahl von Krankheiten zu bestimmen bzw. deren Kenntnis zu vertiefen, wobei alle Hilfswissenschaften — Histopathologie, Serologie u. a. — herangezogen werden. Die progressive Paralyse wird histopathologisch und serodiagnostisch gefestigt; ihre einheitliche Ursache bestätigt der noch zuletzt geglückte Nachweis der Spirochäten im Gehirn. Hand in in Hand damit ging die Abgrenzung der hirnluetischen Erkrankungen, sowie der senilen und arteriosklerotischen Psychosen. Erfolgreich war die klinisch-ätiologische Methode auch auf dem Gebiete der endokrinen Psychosen und Abartungen (Basedow, Myxödem, Kretinismus u. a.).

Auch später kann die klinische Forschungsrichtung noch Fortschritte verzeichnen. Doch treten dabei auch ihre Schwächen mehr und mehr hervor.

Die Psychosen bei Vergiftungen und Infektionen, bei körperlichen Erkrankungen, nach Operationen, nach Hirnverletzungen, bei Hirnschwellungen, Hirndruck, Hydrocephalus und Meningitis werden bearbeitet. Der Krieg und die Grippeepidemien befruchten diese Studien erneut. Bei den Alkoholpsychosen hatte aber schon längst *Wernicke* gelehrt, daß der einen Ursache keineswegs ein einheitliches Symptomenbild, sondern deren mehrere — das Delir, die Halluzinose, der Korsakoff, der einfache und pathologische Rausch — entsprächen; auch Verlauf, Dauer und Ausgang stimmten nicht überein. Im Gebiete der Infektionspsychosen waren es zuerst die Choreapsychosen, an denen ich eine Mannigfaltigkeit von Zustandsbildern und Verlaufsweisen bei einer und derselben Ursache aufzeigen konnte[2]). chließlich wies *Bonhoeffer*[3]) nach, daß der Gesamtheit sog. exogener Krankheitsursachen ein größerer Kreis von Symptomenkomplexen — der „heteronomen" Zustandsbilder, wie ich sie genannt habe — in dem Sinne zugeordnet ist, daß die exogenen Hirnschädigungen diese Formen ganz erheblich häufiger als andere Erscheinungen hervorrufen.

---

[1]) Vgl. *Kräpelin.* Ziele und Wege der psychiatrischen Forschung. Zeitschr. f. d. ges. Neur. u. Psych. 42. Heft 3/5. 1918.

[2]) *Kleist.* Über die psychischen Störungen bei der Chorea minor. Allg. Zeitschr. f. Psych. Bd. 64. 1907.

[3]) *Bonhöffer. Aschaffenburgs* Handbuch der Psychiatrie. 3. Abt. 1912.

Daneben lief die Erforschung der seelischen Krankheitsursachen und der von ihnen abhängigen Störungen einher. Der Hysterie wurden die anderen psychogenen Leiden angegliedert und damit der große Kreis reaktiv-psychogener Erkrankungen geschaffen: die Haftpsychosen, die Neuropsychosen nach Unfällen und bei Rentenansprüchen, noch zuletzt die Schreckpsychosen und Kriegsneurosen. In seiner Lehre von den Psychosen auf Grund überwertiger Ideen hatte auch *Wernicke* einen maßgebenden Beitrag zur klinisch-ätiologischen Forschung geliefert. Aber auch bei den psychogenen Erkrankungen entsprechen der einheitlichen seelischen Verursachung nicht ein, sondern zahlreiche verschiedene Krankheitsbilder und Verlaufsweisen (emotive und hysterische Formen, Zwangszustände, chronische Wahnbildungen mit überwertiger Idee, u. a.).

Ein weiteres Gebiet, auf dem die pathogenetische Fragestellung noch vorwärts geführt hat, waren die Erkrankungen des Rückbildungsalters. Es gelang mir, die als Involutionsparanoia[1]) bezeichnete, wahnbildende Erkrankung der Rückbildungsjahre abzugrenzen, und *Medow*[2]) konnte der depressiven Involutionspsychose eine feste Gestalt geben. Doch sind diese Erkrankungen nicht nur durch ihre hirninvolutiven Ursachen, sondern mindestens ebensosehr durch abnorme Hirnanlagen, durch präpsychotische seelische Beschaffenheiten bestimmt, als deren Entfaltungen sie bis zu einem gewissen Grade erscheinen. Hier tritt zum ersten Male die alte klinisch-ätiologische Methode mit der neuen konstitutionellen in Wettstreit.

Sicher ist damit die ätiologische Forschungsrichtung nicht erschöpft. Es ist durchaus möglich, daß neue Krankheitsursachen uns neue Krankheiten kennen lehren werden. Unverkennbar sind aber auf dem klinisch-ätiologischen Gebiete die Ergebnisse in den letzten Jahren spärlicher geworden, was nach den überspannten und so schwer enttäuschten Hoffnungen, die viele auf *Abderhaldens* Fermentreaktion gesetzt hatten, besonders stark empfunden wird.

Die eigentlichen Sorgenkinder der klinischen Methode aber sind ihre Schöpfungen im Bereiche der Erkrankungen mit ganz oder großenteils unbekannten Ursachen: das manisch-depressive Irresein, die Dementia praecox, die Paranoia und die Epilepsie. Nach so vielen mißlungenen Versuchen hier zu sicheren Grenzen

[1]) *Kleist.* Die Involutionsparanoia. Allg. Zeitschr. f. Psych. 70. 1913.
[2]) *Medow.* Eine Gruppe depressiver Psychosen des Rückbildungsalters mit ungünstiger Prognose. Archiv f. Psych. 64. 4. 1921.

zu gelangen und den zahlreichen unklaren Fällen ihre richtige Stellung zu geben, scheint es, als ob die klinische Fragestellung hier endgiltig versage und auf diesem, im wesentlichen konstitutionellen Gebiet überhaupt nicht anwendbar sei. *Hoche*[1]) sprach es zuerst aus, daß manisch-depressives Irresein und Paranoia ebenso wie Hysterie und Psychopathien lediglich verschiedene Formen der Entartung seien; unter ihnen nach ätiologisch oder sonstwie eindeutig gekennzeichneten Krankheiten zu suchen, sei die Jagd nach einem Phantom. Man solle sich begnügen, hier die Symptomenbilder festzustellen und genauer zu beschreiben.

So war die Geltung der das vergangene Zeitalter beherrschenden klinischen Methode erschüttert und der Boden für neu aufkommende Fragestellungen vorbereitet.

Die neuen Strömungen.

Diesen neuen Strömungen wende ich mich jetzt zu und glaube deren vier unterscheiden zu können: eine philosophische und eine psychologische, die neurologische und die konstitutionelle.

I. Die philosophische Strömung.

1. Allgemeines.

Unbefriedigt von dem scheinbar hoffnungslosen Zustande der klinischen Psychiatrie wenden sich nicht Wenige von diesem Felde ab, und ihnen kommt die Welle eines gewandelten Zeitgeistes entgegen. Denn in der Zeit der größten technischen Fortschritte und der tiefsten naturwissenschaftlichen Erkenntnisse, trotz Flugzeug, Luftschiff und Radio, trotz tiefer Einsichten in den Bau der Atome und in die Relativität alles Seins und Geschehens — man könnte auch vermuten, vielleicht gerade deshalb! — kehrt sich ein großer Teil der Menschheit von der Naturerkenntnis und der wissenschaftlichen Weltbetrachtung überhaupt ab. Beobachten, Zergliedern und Erklären gilt nicht mehr. Begriffe töten die lebendige Wirklichkeit. Man spricht verächtlich von Atomisierung, Mechanisierung und Materialismus. Dagegen wird einer „Lebensphilosophie" gehuldigt, die mittels intuitiver Erkenntnis die Welt als einen einheitlichen Strom schöpferischer Lebenskraft erfaßt

[1]) *Hoche*. Deutscher Verein f. Psychiatrie. München 1906. — *Hoche*, Die Bedeutung der Symptomenkomplexe. Zeitschr. f. d. ges. Neur. u. Psych. 12. 5. 1912.

(*Bergson*). Das menschliche Leben ist ein Teil dieses Stromes. Die Seele des Menschen ist nicht aus einzelnen Empfindungen, Vorstellungen, Gedanken und Gefühlen zusammengesetzt wie eine vermeintlich vergangene Elementenpsychologie lehrte, sondern sie ist eine Einheit; auch alles seelische Geschehen fließt in einem lebendigen Strom dahin. In der Biologie ist ein neuer Vitalismus hochgekommen, der zielstrebige Kräfte wirken läßt (*Driesch*). Es erstarken die Religionen, indische Mystik wird bewundert, in der Selbstversenkung verspricht *Steiner* seinen Anhängern einen neuen Sinn. Spiritismus und jede Art von Aberglauben blühen. Staat und Gesellschaftsordnung werden nicht geschichtlich gewürdigt und in Anpassung an neue Verhältnisse weitergebildet, sondern die selbstherrliche revolutionäre Tat stürzt das verhaßte Gewordene um, und wird von Vielen verherrlicht. Nicht die Nachbildung der Natur ist Ziel oder Voraussetzung künstlerischer Leistungen, sondern Gefühle und freie Schöpfungen der Phantasie formen expressionistische Gestalten. Ein allgemeiner Umschwung des Zeitgeistes wie von der Renaissance zum Barock, wie von der Aufklärung und dem Klassizismus zur Romantik.

Allerdings ist das Leben nicht nur Erkenntnis. Erkenntnis und wollendes Erleben sind, wie ich überzeugt bin, gleichberechtigte, aber getrennte Weisen, in denen wir uns zur Welt verhalten können. Sie stehen zueinander wie Hören und Tasten, Farben und Düfte. In jeder dieser Verhaltungsweisen ist eine jeweils einseitige und beschränkte Anschauung der Welt möglich, deren harmonische Vereinigung denkend vorzubereiten die eigentliche Aufgabe der Philosophie wäre, und die in sich selbst zu vollziehen letzter Wunsch des zur Totalität strebenden Menschen ist.

Von einer allgemeinen Geltung dieser Einsicht scheinen wir jedoch noch weit entfernt zu sein. Denn was wir im Widerstreit und im Wechsel von Sieg und Niederlage der Weltanschauungen erleben, sind nichts als Versuche gegenseitiger Vergewaltigung, sind dogmatische Verurteilungen anderer oder sinnlose Vermengungen verschiedener Betrachtungsweisen.

Die naturwissenschaftliche oder — sagen wir allgemein — die erkenntnismäßige Weltanschauung hat die Bedürfnisse der Gefühle, die Forderungen der Sittlichkeit und die Ansprüche des Willens vernachlässigt und sich über sie hinweggesetzt mit der Versicherung, daß alles kausal und mechanisch erklärbar sei; Willensfreiheit etwa sei nur Täuschung. Das ist so, wie wenn ein Blinder zu uns Sehenden sagen würde: ihr hört doch die Welt wie ich, also besteht sie eigentlich aus Tönen, eure Farben sind nur eine Täuschung.

Und die jetzt zur Geltung gekommene Lebensphilosophie, die intuitive Weltanschauung scheint sich nicht darüber klar zu sein, daß ihre Wurzeln nur im Willen liegen. Intuitive Wesensschau, die wie *Husserl* lehrt nicht die seelischen Inhalte, Erscheinungen und Gegenstände erfaßt, sondern nur die seelische Aktivität im Denken und Wahrnehmen zur Anschauung bringt, kann nie Erkenntnis und Wissenschaft sein.

Die Mittel der Erkenntnis sind und können nur sein: Beobachtung, Zerlegung und Zusammenfassung, Erklärung, Begriffe, Abstraktionen, Urteile — nicht aber ein intuitives Erleben.

Das Leben kann man — wie *Rickert*[1]) mit Recht sagt — nur leben. Begriffe geben nicht das ganze Leben. Je allgemeiner sie sind, desto lebensferner müssen sie sein. Aber das ist keine Tötung der lebendigen Wirklichkeit, sondern nur eine und zwar die einzige Methode, die der Erkenntnis zu Gebote steht, um in ihrer Weise mit der Welt fertig zu werden.

2. Geisteswissenschaftliche und reine Psychiatrie.

Die intuitive und dogmatische Lebensphilosophie hat sich einiger Psychiater bemächtigt, nicht zu ihrem und nicht zum Segen unserer Wissenschaft; denn diese Unglücklichen müssen zunächst durch ein Fegefeuer von Begriffsspaltereien und zerquälenden Fragen und Zweifeln hindurch. *Kronfeld*[2]) hat es uns auf 482 Seiten geschildert. Ich setze daraus zwei kleine Abschnitte hierher. Der erste handelt von den Begriffen der Psychiatrie (S. 258):

„Wir werden keine Theorie, sondern eine Theoretik der Psychiatrie zu geben haben, welche allererst den Grund der Möglichkeit sämtlicher formalen und begrifflichen Bestimmungen, sämtlicher Gesetzesbildungen sichert, diese mit den nichtgegenständlichen Kriterien des Richtigen und Falschen versieht und in ihrer gegenseitigen Ordnung abgrenzt. Wenn man den Begriff des Logischen über das formale Apriori hinaus ins Synthetische erweitern will, wenn man auch die formalen Grundlagen werttheoretischer Unterscheidungen und dynamischer Verknüpfungen zu ihm hinzunimmt, so hat man das Recht, diese Untersuchungen immerhin als Logik der Psychiatrie zu be-

[1]) *Rickert.* Die Philosophie des Lebens. Tübingen 1920.
[2]) *Kronfeld.* Das Wesen der psychiatrischen Erkenntnis. Berlin 1920.

zeichnen. Dann darf man sagen: Den ersten Hauptteil der Psychiatrie hat ihre Logik zu bilden."

Der zweite Abschnitt betrifft die Fragen der Psychiatrie (S. 281):

„Unter dieser Einstellung der psychologischen Grundfrage öffnen sich neue Rätsel: Was ist das für eine Art von Erkennen der Identität und Kontinuität des Ich bei verschiedenen seelischen Zuständen? Wodurch unterscheidet sich die materiale Gegebenheit des eigenen Ich von den materialen Gegebenheiten fremder Iche? Wie weiß ich um den Ichcharakter fremder Iche? Wie weiß ich überhaupt um die Zusammengehörigkeit des jetzigen seelischen Soseins mit irgendwelchen jetzt erinnerten früheren Zuständen von Anderssein, die mir als in mir gegeben unmittelbar bewußt sind? Mit welchem Recht wende ich eine ähnliche Identifizierung zeitlich verschiedener Geschehnisse als in einer Persönlichkeit ablaufend auf andere Leiber an, in denen ich seelisches Geschehen voraussetze? Was sind das für Methoden, vermittels deren ich das seelische Geschehen in fremden Ichen begreife? Mit welchen Erkenntnismitteln kann ich den psychologischen Widersinn, welcher in den Begriffen fremd und ich liegt, bei meiner seelischen Erkenntnis anderer Persönlichkeiten überwinden? Wie ist es möglich, das Individuelle in seinem Einzelsinn zum Gegenstand allgemeiner und notwendig geltender Erkenntnis zu machen? Wie sind allgemeine Gesetze vom Individuellen möglich? Was bedeutet unter allen diesen Bedenken überhaupt noch der Begriff des seelischen Gegebenseins?"

Nachdem dieses Hinundherwenden der Dinge noch zweimal so lang weitergegangen ist, sagt *Kronfeld* selbst: „die Häufung dieser Fragen hat etwas Erschreckendes".

Besinnung auf die Methoden, Begriffe und Fragestellungen einer Wissenschaft ist gewiß zuzeiten notwendig, dies aber ist — besonders an dem Ergebnis gemessen — eine Vergeudung von Scharfsinn. Und was ist das Ergebnis? Die Psychiatrie sei überhaupt streng genommen keine naturkundliche und ärztliche Wissenschaft, und gehöre mindestens ebensosehr zu den Geisteswissenschaften. Die Anwendung der Krankheitsbegriffe auf seelische Erscheinungen sei eine „ungeheure Metapher", eine Metapher, deren sich die Psychiatrie vor 100 Jahren noch bewußt war, während wir es leider verlernt hätten, uns etwas Besonderes dabei zu denken. Nur das Gehirn, der körperliche Unterbau des Seelischen, könne erkranken, Seele, Geist, Gemüt dagegen nicht. So auch

K. Schneider[1]). Die Seele werde nur durch Beschädigung ihrer körperlichen Werkzeuge an ihren Äußerungen behindert, wie es noch heute eine verbreitete theologische Auffassung ist. Indessen zwingt die Wirklichkeit zu gewissen Kompromissen, die alsbald in Widersprüche und in die verzwicktesten Probleme führen. So bestreitet uns *K. Schneider* das Recht, von Geisteskrankheit, Gemütskrankheit zu reden, aber von krankhaften Symptomen dürfe man sprechen. Wann aber? Bei denjenigen Psychosen, die durch krankhafte Gehirnstörungen bedingt sind. Die funktionellen Psychosen und Psychopathien, die — angeblich! — keine krankhaften Gehirngrundlagen besitzen, sind auch nichts Krankhaftes, sondern nur Abweichungen vom Durchschnitt. Sie und nur sie sind die Gegenstände der „reinen" Psychiatrie. *Schneider* bemerkt wohl, daß diese Scheidungen nichts Endgiltiges und Grundsätzliches sind, und daß sich das Gebiet der „reinen Psychiatrie" durch den Nachweis von Hirnveränderungen immer mehr verkleinern wird. Inzwischen ist dies sogar in bezug auf die Psychopathen schon geschehen; man denke an die „psychopathischen" Charakterveränderungen bei Enzephalitis. Die reine Psychiatrie sieht, kaum begründet, ihrer Auflösung entgegen. Irgendein Ausweg muß also gefunden werden. Da winkt das rettende Ufer der „symptomatischen Psychiatrie", die alle aus der reinen Psychiatrie verbannten Psychosen wieder aufnimmt — ein von der Wirklichkeit erzwungenes, in sich unlogisches Kompromiß. Damit ist diese Begriffsklauberei aber noch nicht zu Ende. Denn auch in der „symptomatischen Psychiatrie" hat der Psychiater nur die psychischen Störungen zu erforschen, nicht aber die zugrunde liegenden Gehirnprozesse, welche der Neurologie gehören. Und es folgt der Satz: „die Paralyse ist eine Gehirnkrankheit, also trotz psychiatrischer Betrachtungsmöglichkeit Gegenstand der Neurologie." Haben wir nicht in der Geschichte der Psychiatrie so etwas schon einmal gehört? Ja, vor und noch bei *Griesinger* war die Paralyse eine „Komplikation des Irreseins". *Kronfeld* würde uns nur theoretisch um 100 Jahre zurückbringen, *Schneider* aber macht allen Ernstes den Vorschlag, die „psychiatrischen und Nervenkliniken" schleunigst aufzulösen und die Psychiatrie aus ihrer „neurologischen Knechtschaft" zu befreien.

---

[1]) *K. Schneider.* Reine Psychiatrie, symptomatische Psychiatrie und Neurologie. Zeitschr. f. d. ges. Neur. u. Psych. 49. 1919. — *Derselbe.* Der Krankheitsbegriff in der Psychiatrie. Monatsschr. f. Psych. 49. 1921.

Ein anderer Anhänger dieser Lehren, *Hildebrandt*[1]), leitet die Befähigung eines Psychiaters zur gerichtlichen Begutachtung weniger aus der fachwissenschaftlichen Sachkenntnis, als aus der philosophischen Urteilskraft des Psychiaters her, womit er ungefähr dem alten *Kant* recht gibt, der ja die Begutachtung Geisteskranker überhaupt den Philosophen übertragen wollte. Sowohl *Schneider* wie *Hildebrandt* können sich übrigens auf ähnliche, wenn auch vorsichtiger geformte Äußerungen von *Jaspers* berufen.

All das ist nur die Folge jener dogmatischen Grundanschauung einer intuitiven Philosophie, nach der die Seele in Wirklichkeit ein einheitlicher Strom lebendigen Geschehens sei, von besonderer mit anderen Erscheinungen ganz unvergleichbarer Wesenheit. Auf diese Seele ist allerdings kein naturwissenschaftlicher und biologischer, also auch nicht der Begriff Krankheit anwendbar.

3. Das psychophysische Problem.

Es ist selbstverständlich, daß die dogmatische Überzeugung von der nur intuitiv erschaubaren eigentlichen Seele auch zu einem starren Dualismus zwischen Leib und Seele führt, und daß die Frage nach den Beziehungen von Gehirn und Seele für sie grundsätzlich unlösbar ist.

Schon daß überhaupt das psychophysische Problem sich in der neueren psychiatrischen Literatur so oft Behandlung erzwingt, ist eine Folge jener anspruchsvollen Auffassung des Psychischen.

K. Schneider stößt „stündlich" auf das psychophysische Problem; es stehe in Wahrheit in der Mitte der Psychiatrie. So geht es auch *Kronfeld*: plötzlich steht „als Riegel das psychophysische Problem da". Wenn man diese Frage von vornherein als unlösbar ansieht, dann kann ihre Erörterung im Zusammenhang mit psychiatrischen Fragen diese allerdings nicht fördern, sondern nur hemmen und verwirren. Man muß sich nur wundern, daß nie der Gedanke auftaucht, ob dies so störende Problem vielleicht nur deshalb unlösbar sei, weil eine falsche Fragestellung vorliege — wie es bei unlösbaren Problemen so oft der Fall ist. Wer im Sinne von *E. Mach* überzeugt ist, daß seelische und körperliche Erscheinungen aus denselben Grundbestandteilen bestehen, für den gibt es kein grundsätzlich unlösbares psycho-

---

[1]) *Hildebrandt*. Psychiatrie und Philosophie. Monatsschr. f. Psych. u. Neur. 53.

physisches Problem. Doch ist diese, noch nicht allgemein durchgedrungene Überzeugung durchaus nicht die Voraussetzung zu gedeihlicher psychiatrischer Arbeit; denn die eigentlichen psychiatrischen Fragen berühren das Leib-Seeleproblem überhaupt nicht und sind — wie schon oft ausgesprochen wurde — mit jeder Auffassung desselben vereinbar.

4. Materielle Grundlagen der seelischen Erscheinungen.

Schon für die nächstliegende Frage nach den besonderen Einrichtungen und Eigenschaften des Nervensystems, die den seelischen Erscheinungen zugeordnet sind, gilt das; denn keine Theorie über die allgemeinen Beziehungen zwischen Seele und Gehirn kommt um die Tatsache herum, daß solche Zuordnungen durchgängig bestehen. Aber der Einfluß der intuitiven oder sonstwie dualistischen Auffassung von der Seele wirkt auch hier einer unbefangenen Klärung der Dinge entgegen.

Jaspers, *Schneider*, auch *Bumke*[1]) u. A. versichern immer wieder, daß alle Fortschritte der Herdpathologie des Gehirns uns der Seele nicht näher brächten. Mit aphasischen, apraktischen, agnostischen Störungen befänden wir uns immer nur im „Vorhof" der Seele. Da aber die Zahl solcher genau erforschter Funktionen von Jahr zu Jahr wächst, so wird der Vorhof der Seele immer größer und ihr Allerheiligstes wird sich eines Tages ebenso in Nichts aufgelöst haben, wie *Schneiders* reine Psychiatrie.

Oder soll es zwei Seelenhälften geben, eine niedere, die erkennbare Gehirnbeziehungen hat (Sinnesswahrnehmungen, Sprache, Handeln) und eine höhere eigentliche Seele, das Ich, der Charakter, deren materielle Grundlagen immer dunkel bleiben sollen oder die gewissermaßen frei flottiert? Allerdings bleibt beim Apraktiker der Charakter unberührt. Wenn aber die krankhaften Veränderungen nicht die Rinde, sondern den Hirnstamm betreffen, dann kann auch die höhere Seele, das Ich, Schaden leiden. Wie dies von einem auch hirnpathologisch erfahrenen Manne wie *Schilder*[2]) bestritten werden kann, ist mir rätselhaft.

---

[1]) *Bumke*. Neuere Methoden in der Psychiatrie. Aus „Vorträge über Psychologie", herausg. von *C. Adam*. — *Ders*. Psychologie und Psychiatrie. Klinische Wochenschrift Bd. I. Nr. 5. 1922. — *Ders*. Psychologische Vorlesungen. Wiesbaden. 1919.

[2]) *Schilder*. Die neue Richtung in der Psychopathologie. Monatsschr. f. Psych. u. Neur. Bd. 50. H. 3. 1921.

Besonders wird auch bemängelt, daß **unsere Vorstellungen von den Gehirngrundlagen seelischer Vorgänge viel zu primitiv seien** und der Eigenart der seelischen Vorgänge nicht entsprächen. Daß Vergleiche mit einer Flüssigkeitsbewegung in einem Röhrensystem oder mit einem elektrischen Stromnetz nur sehr rohe Bilder sind, bezweifelt indessen niemand. Das gilt auch für den Vergleich der Gedächtnisverknüpfung mit einer ausgeschliffenen Bahn. *Bumke*[1]) hat diese und andere Einwendungen, die *v. Kries*[2]) schon vor mehr als 20 Jahren gemacht hat, kürzlich wieder in Erinnerung gebracht. Wahrscheinlich war es verfehlt zu glauben, daß wir schon bald die physikalischen und chemischen Grundlagen der seelischen Vorgänge finden würden. Man wird zunächst nach **biologischen und neurophysiologischen Analogien** suchen müssen. *Sherringtons* Begriffe der **Intregation** der Erregungen und der „letzten gemeinsamen Strecke", *Pawlows* **bedingte Reflexe** eröffnen schon deutlichere Einblicke in die Übereinstimmungen zwischen nervösen und seelischen Erregungen als die früheren Vorstellungen über Erregungsleitung, Hemmung und Bahnung. Auf die Bedeutung des *Kapersschen* Gesetzes von der **Neurobiotaxis** habe **ich**[3]) wiederholt hingewiesen. Hier liegen wohl mehr als bloße Analogien für Gedächtnis und Aufmerksamkeit. *Köhlers* Buch über die „**Physischen Gestalten**" enthüllt zahlreiche und bis ins einzelne gehende Ähnlichkeiten zwischen psychischen und physikalisch-chemischen Vorgängen.

Was den **Bau der Gehirnrinde im Lichte der psychischen Funktionen** anbelangt, so ist man heute auch schon etwas weiter als vor 20 Jahren. Die Zuordnung seelischer Leistungen zu den cyto- und myeloarchitektonischen Rindenfeldern von *Brodmann* und *Vogt* konnte bei den Einzelstörungen der Motilität, der Sensibilität, der Optik, der Praxie und der Sprache recht weit geführt werden. Zuletzt haben uns die Kriegserfahrungen darin erheblich gefördert.

Außerdem ist die Hirnrinde, wie wir besonders aus *Nißls* letzten Forschungen wissen, nicht nur kartographisch, sondern auch der **Höhe nach funktionell gegliedert.** Wir können ein unteres

---

[1]) *Bumke.* Über die materiellen Grundlagen der Bewußtseinserscheinungen. Psycholog. Forschung. Bd. 3. H. 3. 1923.

[2]) *v. Kries.* Dasselbe. Tübingen u. Leipzig. 1901.

[3]) *Kleist.* Über das Gedächtnis. Vortragsbericht. Monatsschr. f. Kriminalpsychologie und Strafrechtsreform. VII. S. 174.

Stockwerk, das den projektiven Leistungen dient, und ein oberes nichtprojektives Stockwerk unterscheiden, das vermutlich die zusammenfassenden Leistungen bzw. die Ganzheitsfunktionen (*Goldstein*) trägt. Auch *Bumke* selbst bewegt sich ja in verwandten Gedanken, wenn er außer den abgegrenzten Fasersystemen diffuse, über den ganzen Hirnmantel verbreitete Fibrillennetze annimmt, in denen sich die Erregungsvorgänge nach ganz anderen Gesetzen abspielen könnten, als es der Lehre der Assoziationspsychologie und den Grundsätzen der Faserleitung entsprechen würde. — Haben wir dann noch Anlaß, den Schluß zu ziehen, „daß der menschliche Geist wohl für immer darauf verzichten müsse, sich von den physiologischen Korrelaten seines Seins klare und plastische Vorstellungen zu machen?"

5. Philosophische Forschungsrichtung und Behandlung.

War bis dahin die philosophische Strömung für die Psychiatrie unfruchtbar und hemmend, so muß ihr doch ein Vorzug gutgeschrieben werden. Es ist kein Zufall, daß in unserer Zeit die **Behandlung** der seelisch Abnormen einen neuen Aufschwung nimmt. Ein Hauptvertreter der philosophischen Richtung, *Kronfeld*, schreibt ein treffliches Buch über Psychotherapie, und in dem vornehmlich auf psychologischer Grundlage ruhenden neuen Lehrbuch *Bumkes* spielt die Behandlung und besonders die seelische Behandlung eine Rolle wie nie zuvor in einem psychiatrischen Lehrwerk. Man hält es der Mühe wert, verschrobene Katatoniker seelisch zu behandeln, und man hat — wenn man ein *Kläsi*[1]) ist — Erfolge. Dazu die Entwicklung der psychiatrischen Polikliniken, der sozialen Psychiatrie, die Psychopathenfürsorge, die neu entwickelte Familienpflege, Bestrebungen, in denen sich hauptsächlich *Kolb* und *Raecke* verdient gemacht haben. Der Zwang, Kriegshysteriker zu behandeln, wurde zum Segen nicht nur für den Kranken, sondern auch für den Arzt. Die Heilbarkeit der Paralyse steht dank der Malaria- und Rekurrensbehandlung in Aussicht. Neue Wege der Arzneibehandlung akuter Psychosen weisen *Weichbrodts*[2]) Versuche mit Salizylpräparaten. So wirken in der Neubelebung der Behandlung zwar manche Antriebe zusammen, aber vernehmlich spricht aus ihr auch die veränderte Stimme des Zeit-

[1]) *Kläsi.* Vorträge Südwestdeutsche Psychiaterversammlung, Heidelberg 1921, Frankfurt 1924 und Neurologisch-Psychiatrische Vereinigung Frankfurt Juli 1924.

[2]) *Weichbrodt.* Therapeutische Versuche bei endogenen Psychosen. Baden-Baden 1924. Archiv f. Psych. 71. 2. 1924 und Deutsche Med. Wochenschr. 1925, Nr. 5.

geistes. Wir sind nicht nur zum Erkennen da, sondern auch zum Handeln, und da wir Ärzte sind zum Helfen.

II. Die psychologische Strömung.

1. Die Wandlungen der Psychologie.

Die psychologische Strömung ist oft schwer von der philosophischen abzugrenzen; denn auch in ihr wirken sich philosophische Anstöße aus. Die Ursachen des Anstiegs einer psychologischen Welle in unserer Wissenschaft sind zum großen Teil die gleichen wie die der Zuwendung zur Philosophie. Die Ernüchterung durch eine steril gewordene klinische Fragestellung drängte dazu, unabhängig von der jeweils vorliegenden Krankheitsart einmal die Symptome, die Zustandsbilder, das Erleben des Kranken genauer psychologisch zu studieren.

Diese Strömung ist jedenfalls bedeutend fruchtbarer als die rein philosophische, besonders dadurch, daß sie die neuen Errungenschaften der Psychologie in die Psychiatrie hineingetragen hat.

Denn die Psychologie selbst hat sich erheblich gewandelt. Die Psychologie vor dieser Wandlung war eine Psychologie der Empfindungen und Vorstellungen, d. h. die Psychologie der abgegrenzten und isolierbaren seelischen Elemente. Sie wurden beobachtet, beschrieben, und die einfachsten Gesetze ihrer Zusammenhänge und ihres Auftretens — Assoziation und Reproduktion — wurden festgestellt. Das ist der eigentliche Inhalt und bleibende Kern der Assoziations- oder Elementenpsychologie. Ihr Fehler war es, daß sie glaubte, mit den Empfindungselementen und den Assoziationsgesetzen alles seelische Leben meistern zu können.

Es kam dann die Denkpsychologie, zu der schon *Ebbinghaus* den Grund gelegt hatte. *Külpe*, *Ach*, *Bühler*, *Schultze* studierten die unanschaulichen Erlebnisse, die Bewußtheiten der Ähnlichkeit, Verschiedenheit, der Ganzheit, Einheit usw. in experimenteller Selbstbeobachtung.

Den Schlußstein in der Entwicklung der neueren Psychologie bildet die Psychologie der Intentionen oder Akte, die sogenannte Phänomenologie (*Stumpf*, *Husserl*). Sie behauptet, daß nicht nur das Wollen ein tätiges Erleben sei, sondern daß in allem Seelischen etwas Tätiges, Akte, Intentionen enthalten seien. Wenn dies auch für die seelischen Stellungnahmen der Aufmerksamkeit, des

Urteils, der Überlegung einleuchtet, so müßte es für Wahrnehmungen, Vorstellungen, Abstraktionen noch bewiesen werden. Das ist bisher, soweit ich sehe, nicht geschehen und kann weder durch Berufung auf ein intuitives Erleben noch durch fragwürdige Ableitung aus dem Vorhandensein eines ursprünglichen Ich ersetzt werden.

Der Intentionspsychologe sieht die Seele von der Seite einer seelischen Aktivität her. Daher erscheint ihm die Seele selbst als etwas in der Zeit sich Bewegendes, Fließendes, Tätiges und — wohl weil die einzelnen Wollungen und Intentionen sich in ihrer Wesenheit nicht oder nur undeutlich voneinander unterscheiden — als etwas Einheitliches. Das sind — wie ich glaube — die eigentlichen psychologischen Wurzeln der Annahmen eines unteilbaren Ich, eines einheitlichen Bewußtseins, der Lehre vom Lebensstrom, von der schöpferischen Lebenskraft, die uns in der neueren Psychologie und Philosophie bei *Bergson*, *Husserl*, *Jaspers*, *Kronfeld*, *Schilder*, *J. Levi*, z. T. auch bei *Bumke* begegnen.

Aber selbst wenn wirklich allen seelischen Inhalten Intentionen zugeordnet wären, so wäre diese Auffassung des Seelischen doch immer nur eine und nicht die einzige. Es ist eine Vergewaltigung eines anderen Standpunktes, wenn deshalb die Zerlegbarkeit der seelischen Erscheinungen in Elemente geleugnet oder dieses Verfahren als minderwertig und künstlich hingestellt wird.

2. Die Auswirkung der neuen psychologischen Lehren in der allgemeinen Psychopathologie.

Hier muß vor allem des jüngst verstorbenen *Arnold Pick*[1]) gedacht werden, der obwohl er Hirnpathologe war, keine einzige Neuerung auf psychologischem Gebiet übersehen und alles irgend für die Psychopathologie und Hirnpathologie Verwertbare diesen dienstbar gemacht hat. Übrigens der beste Beweis, daß Psychologie und Hirnpathologie keine Gegensätze zu sein brauchen.

Denkpsychologische Ergebnisse — die Bewußtheiten — habe ich schon 1909 in der Analyse von Denk- und Bewegungsstörungen verwertet. *Bumke* hat auf die Bedeutung des unanschaulichen Denkens in den letzten Jahren mehrfach hingewiesen. Die Gestaltspsychologie ist von *Goldstein*[2]) in die Psychopathologie der Herderkrankungen

[1]) *Pick*. Die neurologische Forschungsrichtung in der Psychiatrie. Berlin 1921.

[2]) *Goldstein*. Die Topik der Großhirnrinde in ihrer klinischen Bedeutung. Deutsche Zeitschr. f. Nervenheilkunde 77. 1923.

eingeführt worden. In der Erklärung der Formblindheit, den Störungen des Bewegungssehens, den Rechenstörungen und gewissen von der weiteren Sehsphäre ausgehenden Intelligenzstörungen (*Benary*) ist sie von Bedeutung. Zuletzt hat *Schulte*[1]) versucht, mit gestaltpsychologischen Begriffen die Wahnerlebnisse, das Bewußtsein der veränderten Beziehungen von Mensch zu Mitmenschen zu erklären.

Die stärksten psychologischen Antriebe haben in neuerer Zeit aber fraglos *Jaspers* und seine Nachfolger der Psychiatrie gegeben.

Jaspers führt die in der Denkpsychologie wieder zu Ehren gekommene systematische Selbstbeobachtung in die Psychiatrie ein, indem er die individuellen Erlebnisse des Kranken mit einer bis dahin unerhörten Fülle, Vielseitigkeit und Eindringlichkeit reden läßt. Aussprache, schriftlicher Bericht, Briefe, literarische Dokumente, die von Kranken verfaßt sind oder über Kranke handeln, bilden *Jaspers* Quellen. Die Schilderung normaler seelischer Konflikte in der Dichtung wird herangezogen. *Bumke*, — der hier auf gleichen Wegen mit *Jaspers* wandelt — ruft aus, „kein Zweifel, daß jeder wahre Dichter die Psychologie mehr fördert als 1000 Laboratorien". Aber die Dichter mit dem genialen Blick für das seelische Antlitz des Menschen — ein *Shakespeare*, ein *Gottfried Keller* — sind leider auch selten. Viele Romane und Schauspiele würden nicht so geschrieben worden sein, wenn ihre Verfasser eine Zeitlang seelisch Abnorme studiert und mit ihnen gelebt hätten wie wir Ärzte. Und die Mehrzahl der Schriftsteller und Dichter bildet ihre psychologischen Anschauungen nach den Lehrmeinungen der zeitgenössischen Wissenschaft, weniger nach eigener intuitiver Einsicht. Auf der Höhe des naturwissenschaftlichen Zeitalters wurden auch die Dichter zu Mechanisten und erstatteten von der Bühne herab Sachverständigengutachten über Aufhebung der freien Willensbestimmung bei ihren Helden. Opferbereitschaft wird zur sexuellen Hörigkeit einer Hysterischen — so *Gerhart Hauptmann* in der Ottogebe seines Armen Heinrich. Der ganze Naturalismus wandelt auf dieser Bahn. *Thomas Mann* kleidet *Morels* fortschreitende Entartungslehre in die Gewänder der Buddenbrooks.

Auch die Psychologie des täglichen Lebens wird hochgewertet (*Bumke*[2]). Aber wer, der einmal psychiatrische Anamnesen aufgenommen hat, kennt nicht ihre krausen und lächerlichen Irrtümer?

---

[1]) *Schulte.* Versuch einer Theorie der paranoischen Eigenbeziehung und Wahnbildung. Psychologische Forschung 5, 1924.

[2]) *Bumke.* Neuere Methoden in der Psychologie, S. 126.

Noch schlimmer steht es mit den Aussagen der Kranken selbst, gegen deren kritiklose Verwertung schon *Stransky*[1]) treffende Einwände erhoben hat. Ihre sprachliche und begriffliche Formung ist oft nur ein plumpes und täuschendes Gewand; wird es aber mit der Bildung der Kranken schmiegsamer, dann droht sofort die Gefahr einer Verfälschung des wirklich Erlebten durch vorgefaßte Meinungen und eigene Begründungen. Auch sind begriffliche Klarheit, Aufmerksamkeit und Denkfähigkeit selbst oft gestört, denn es sind ja geistig Abnorme, die uns Auskunft geben.

Endlich ist die Beschreibung und Deutung, die mir ein Kranker von seinem Erlebnis — sagen wir von einer Engelvision — gibt, immer nur für den Einzelfall giltig, wir streben aber nach allgemeiner Gesetzmäßigkeit der Erscheinungen. Da liegen die eigentlichen Grenzen dieser Selbstbeobachtungspsychologie. Wir können wohl „verstehen", warum der Kranke gerade einen Engel sah — wenn er in Angst war und nach Trost verlangte — aber wir können nie „verstehen", sondern nur „erklären", warum er überhaupt Visionen hatte. *Jaspers* hat diese Grenze oft nicht bemerkt. Bei den motorischen Erscheinungen der Geisteskranken nimmt er das, was der Kranke sagt, als bare Münze und fragt garnicht, ob die Beschreibungen und Erklärungen der Kranken nicht etwa nachträgliche Zutaten und Deutungen sind — was man so oft nachweisen kann. Und selbst wenn ein Kranker wirklich sein „Zehengehen" [2]) als eine Ergötzung für ihn auffaßte, so war das nur eine für den Kranken selbst verständliche Motivierung, aber keine Erklärung für den Beobachter, der solche Iterativbewegungen auch mit ganz anderen psychologisch verständlichen Motivierungen, zuweilen aber auch ohne jede vom Kranken angegebene Begründung auftreten sieht.

Gemäß seiner intentionspsychologischen Einstellung unterscheidet *Jaspers* scharf die „verständlichen" Zusammenhänge der seelischen Erscheinungen — etwa bei einem Paranoiker — von den nur kausal erklärbaren Symptomverknüpfungen z. B. bei einem Delir. Indessen schließt sich beides — entgegen *Jaspers*' Lehre — nicht aus, denn auch die verständlichen Zusammenhänge müssen kausal verkettet sein.

---

[1]) *Stransky*. Die neue Richtung in der Psychopathologie. Monatsschr. f. Psych. u. Neur. 50, 3, 1921. — *Derselbe*. Grenzen der phänomenologischen Erkenntnis in der Psychopathologie. Ebenda 52, 1922.

[2]) *Jaspers*. Allgemeine Psychopathologie. 2. Aufl. S. 137.

Je nach Verständlichkeit oder Unverständlichkeit unterscheidet *Jaspers* „Entwicklungen einer Persönlichkeit“ und „Prozesse“, gibt aber selbst zu, daß die Unterschiede nicht durchgreifend sind. Noch mehr gilt das für die Unterscheidung „organischer“ und „psychischer Prozesse“, die sich von den ersteren durch zahlreiche in ihnen enthaltene verständliche Zusammenhänge unterscheiden sollen. M. E. werden die „psychischen Prozesse“ ganz in den organischen aufgehen, wenn man erst allgemein mehr Blick dafür bekommen haben wird, daß die von *Jaspers* so hoch gewerteten verständlichen Zusammenhänge der psychischen Prozesse durchweg von hirnpathologisch erklärbaren Symptomen begleitet sind.

Für einen Gewinn halte ich dagegen *Jaspers* Begriff der Erlebnisformen der Psychosen. Dieser Begriff wurde bisher von dem des Zustandsbildes nicht genügend unterschieden. Man fragte früher nur: Wie beurteilt der Kranke seine Krankheit? Hat er Krankheitseinsicht, Krankheitsbewußtsein? *Jaspers* fragt außerdem: Wie erlebt der Kranke seine Psychose? Ist sie ein den Menschen ganz an sich reißendes Erlebnis, vor dem alles Gesunde und Wirkliche versinkt, eine gänzliche Entrückung mit leuchtender Klarheit der pathologischen Erlebnisse neben Bewußtseinstrübung für das noch Gesunde in ihm? Der Kranke kann seine Psychose rauschartig-ergriffen oder traumartig-zuschauend erleben, einheitlich oder in Teilen zerrissen, banal oder kosmisch.

Mayer-Groß[1]) hat diese Gedanken weitergeführt, er schildert uns als die „typischen Verläufe“, in denen sich das Erlebnis der Krankwerdung des Schizophrenen vollzieht: die schleichende Überwältigung, den kritischen Kämpfer, die enthusiastische Umstellung, die passive Preisgabe an das Schicksal. Man sucht auch im zerfallenen Schizophrenen Erlebniszusammenhänge. Manchmal faßt der „große Humor“ das völlig verrückte Weltbild eines Endzustandes noch zu einer Einheit zusammen. Andere erleben ihre Krankheit als Komiker mit Ironie oder als ein Spiel mit den pathologischen Erlebnissen, wobei wir auch „das beruhigte ausgeglichene Spiel des erfahrungsgereiften Endzustandes“ kennenlernen[2]).

Die geschichtliche Gerechtigkeit erfordert übrigens, daran zu erinnern, daß *Jaspers* und sein Nachfolger vielfach in den Fußtapfen

---

[1]) *W. Mayer-Groß*. Über das Problem der typischen Verläufe. Zeitschr. f. d. ges. Neur. u. Psych. Bd. 78. H. 4/5. 1922.

[2]) *W. Mayer-Groß*. Beiträge zur Psychopathologie schizophrener Endzustände. Zeitschr. f. d. ges. Neur. u. Psych. 69. 1921.

des großen „Hirnmythologen" *Wernicke* wandeln, der die Fragen der Verständlichkeit und der Erlebnisformen in seiner Lehre von der Ratlosigkeit, den sekundären Symptomen, dem Erklärungswahn und der überwertigen Idee zuerst behandelt hat.

Ich habe bei *Jaspers* und bei seinen Geistesverwandten immer den Eindruck, als ob sie die Geisteskrankheiten als eine Art Schauspiel betrachten, dem sie mit Staunen und Ergriffenheit, Mitleid und Bewunderung folgen. Sie werden selbst hingerissen und reden in klingenden Worten vom festlichen Zug der Visionen und sind glücklich, wenn sie dem diese rätselhaften Welten durchschreitenden Kranken eine Strecke weit nachfühlend folgen können. Es ist das eine intuitive künstlerische Haltung, die am deutlichsten aus *Prinzhorns* bewundernder Darstellung der Bildnereien der Geisteskranken spricht. Wissenschaft ist aber doch etwas wesentlich anderes, ist klare, kalte Unberührtheit, die in der Fülle der bunten und erregenden Einzelheiten die einfachen Linien des Allgemeinen und den sicheren Schritt der Gesetzlichkeit sucht. Dies schließt Teilnahme von Mensch zu Mensch nicht aus. Es ist nur ein anderer Standpunkt, den ich zeitweilig einnehme. Aber hier liegen unzweifelhaft tiefe Unterschiede in den Persönlichkeiten, die den Einen mehr zum miterleben und verstehen, den Anderen mehr zum beobachten und erklären bestimmen.

3. Psychoanalyse.

Engste Beziehungen mußten sich zwischen Phänomenologie und Psychoanalyse entwickeln. Denn die *Freudschen* Mechanismen sind nur ein Sonderfall verständlicher und intuitiv erfaßter Zusammenhänge. Stärker noch als es früher durch *Bleulers* Schizophrenielehre geschah, ist jetzt die psychoanalytische Bewegung auf dem Umwege über die phänomenologische Richtung in die Psychiatrie hineingeleitet worden. Es wird darauf ankommen, den richtigen Kern der *Freudschen* Lehre — die Mechanismen unabhängig von ihren keineswegs immer sexuellen Inhalten — für die Psychopathologie fruchtbar zu machen.

Der psychoanalytischen Bewegung verdankt die Psychopathologie auch ihre Berührung mit den Denkweisen der primitiven Völker. *Storch*[1]) hat Übereinstimmungen zwischen den schizo-

[1]) *Storch.* Über das archaische Denken in der Schizophrenie. Zeitschr. f. d. ges. Neur. u. Psych. Bd. 78. H. 4/5. 1922.

phrenen Begriffsvertauschungen und Vermengungen mit prälogischen Denkweisen aufgezeigt, in denen die Gegenstände und ihre Zusammenhänge nicht objektiv erkannt, sondern als ein einheitlicher Komplex von Kollektivvorstellungen erfaßt, als ein unbestimmtes Ganzes von magischen Beziehungen angesehen werden. Die Grenze dieser Auffassung liegt aber wieder darin, daß sie nicht sagt, warum gerade dieser primitive, mehr emotional gerichtete Denkmechanismus beim Kranken wieder auflebt. Dies setzt doch eine besondere Denk- und Hirnstörung voraus.

4. Klinische Ergebnisse der psychologischen Strömung.

Gewiß verdanken wir *Jaspers* und der Phänomenologie eine vertiefte Kenntnis von Art, Inhalt, Dynamik und Verständlichkeit der Symptome des individuellen Krankheitsfalles. Die Unterscheidung von Zustandsbild und Erlebnisform ist ebenfalls ein wesentlicher Gewinn. Dennoch ist der Wert der psychologischen Strömung für die ins Stocken geratene klinische Forschung gering. Denn weder die Erlebnisform noch die Verständlichkeit oder Unverständlichkeit vermag unsere Diagnose gerade bei den Fällen zu sichern, wo es am meisten darauf ankäme. Klinisch so verschiedene Dinge wie manche psychogene Zustände — emotive Reaktionen, Wunschdelirien — und manisch-depressive Krankheitsbilder sind verständlich im inneren Zusammenhang ihrer Symptome. Andererseits sind nicht alle psychogenen Erkrankungen verständlich, z. B. die schweren Schreckdämmerzustände des Krieges. Es zeigt sich ganz unzweideutig, daß eine klinische Forschung allein mit psychopathologischen Gesichtspunkten nicht weiterkommt. *Jaspers'* klinischer Standpunkt ist denn auch folgerichtig der eines vollkommenen diagnostischen Nihilismus (S. 331). Reale Krankheitseinheiten gebe es tatsächlich für die psychiatrische Wissenschaft nicht. Den alten Vertretern der Einheitspsychose wird bis zu einem gewissen Grade recht gegeben. Sein einziger Rat lautet: In Anlehnung an einzelne besonders gut beobachtete und in ihrem ganzen Lebenslauf verfolgte Fälle Typen möglichst übereinstimmender Krankheitsfälle herauszuarbeiten, unter denen es allerdings doch keine scharfen Grenzen gebe. Die Psychiatrie wird sich mit dieser „konstruktiven Typologie“ in eine Psychiatrie der einzelnen Fälle auflösen.

Und warum diese schlecht verhüllte Hoffnungslosigkeit? Weil die Psychologie allein, losgelöst von allem Biologischen, den Gesichtspunkt der Krankheit und der Verschiedenheit von Krankheiten nicht kennt. So gleicht der klinische Forscher, der sich ihr allein anvertraut, einem Schiffer, der ohne Kompaß, Karten und Signale unter einem sternenlosen Himmel sein Schiff zu steuern sucht. Der Kliniker muß — wie *Kahlbaum* in immer giltigen Worten gesagt hat — seine Richtpunkte überall aus dem Bereich des gesunden und kranken Lebens nehmen, gleichgiltig, wo er sie findet. Mit bewußter Einseitigkeit und hochmütiger Verachtung anderer Hilfsmittel — worin auch *Jaspers* das Seine leistet — ich erinnere nur an seine ständige Rede von der „Hirnmythologie" und von dem „Seitenblick auf das Gehirn" — wird er allerdings nie ein Ziel erreichen. Noch weniger *Kronfeld*, der als Grundsatz und Programm seiner autologischen Psychiatrie verkündet (S. 417): „In einer exakten autologischen Psychiatrie wird die exakte psychologische Symptomenanalyse allein imstande sein, zum Kriterium des jeweiligen Krankheitstypus hinzuführen". Ach, *Kronfeld* weiß nicht, daß ein Größerer als er auf diesem Wege gescheitert ist. *Kräpelin* hat es selbst eingestanden, daß er bei psychologischer Diagnose der Paralyse 30% Paralytiker in seiner Klinik hatte, von denen ihm später die Serologie nur 8—9% übrig ließ. *Kronfeld* kennt aber noch nicht einmal die Symptome, auf die es bei der autologischen Diagnose ankommt, sondern er hat erst in abstrakten Deduktionen die allgemeinen Kriterien dieser Symptome gefunden: „Ichfremdheit für das Erleben ist das phänomenologische Kennzeichen von Symptomen des Prozesses. Ichfremdheit nicht für den verstehenden Beobachter, sondern für das erlebende Subjekt selber" (S. 412). Wir begrüßen erstaunt diesen alten Bekannten im neuen Gewande und sind um eine Hoffnung ärmer.

III. Die neurologische Strömung.

1. Allgemeine Grundsätze der neurologischen Methode.

Das Wiedererstarken der neurologischen Forschungsrichtung in der Psychiatrie hat ganz andere Gründe, als das Aufkommen der philosophischen und psychologischen Strömung. Hier ist kein Einfluß des gewandelten Zeitgeistes zu bemerken, hier sind es nicht äußere Zuflüsse, aus denen der Bewegung ihre Kraft erwüchse, sondern wir sehen eine stetige Entwicklung, die unter dem Massenzustrom hirnpathologischer Kriegserfahrungen und befruchtet durch die zahlreichen Beobachtungen der Enzephalitisepidemien, unterstützt auch durch die zu gleicher Zeit reifende Einsicht in die Funktionen der Stammganglien und des vegetativen Nervensystems sich rasch und kräftig entfaltet.

Die frühere neurologische Richtung eines *Griesinger*, *Meynert* und *Wernicke* hatte versucht, auf den noch sehr unvollkommenen Kenntnissen von den nervösen Erregungsvorgängen und der Hirnlokalisation eine Theorie der psychopathologischen Störungen aufzustellen, die nur sehr allgemein ausfallen konnte. *Wernickes* drei Bewußtseinsgebiete und sein psychischer Reflexbogen hatten nur an den Ein- und Austrittspforten des letzteren eine unmittelbare Beziehung zum Gehirn.

Die heutige neurologische Bewegung wird durch die Fortschritte der Hirnpathologie an vielen Stellen in den Stand gesetzt, die älteren allgemeineren Anschauungen durch ganz bestimmte Verknüpfungen einzelner psychopathologischer Störungen mit einzelnen Hirnstörungen von besonderer Art und Örtlichkeit zu ersetzen.

Die neurologisch-hirnpathologische Richtung ist sich vollkommen dessen bewußt, daß sie zunächst nur der allgemeinen Psychopathologie dienen kann. Wie weit sie damit mittelbar auch der klinischen Forschung dient, wartet sie geduldig ab. Was ein psychotisches Symptom als Ausdruck gestörter Hirnfunktion bedeutet, das und nur das kann sie zeigen. Die Fragen, welcher spezielle Krankheitsprozeß, — z. B. Paralyse oder Arteriosklerose — die Störung der Hirnfunktion bedingt, liegt außerhalb ihres Bereiches.

Die neurologische Methode überträgt nur einen im ganzen Nervensystem geltenden Grundsatz auf die Psychopathologie, wenn sie voraussetzt, daß das Wesen einer Störung nur durch den Ort derselben im Nervensystem und durch die Weise bestimmt ist, in der die nervöse Funktion jeweils abgeändert ist. Dabei verwendet sie die bisher bekannten Begriffe der allgemeinen Nervenphysiologie: Erregung, Lähmung, Reiz- und Ausfallserscheinung, Hemmung und Enthemmung, Koordinationsstörung, Integration, einfache, bedingte und Kettenreflexe, Automatismen, Aufbau und Abbau der Funktionen, gegenseitige Abhängigkeit von Erregungsvorgängen[1]). Ebenso wie die Pupillenstarre als solche genau dieselbe Funktionsstörung ist, ob sie bei einer Paralyse auftritt oder bei einer Enzephalitis, so gilt das auch für die Flexibilitas cerea, für den Negativismus, für Hallucinationen usw. Der Einwand, daß die Stereotypie eines Paralytikers doch etwas anderes sei als die eines Katatonikers, beruht nur auf einer durch Vernachlässigung der neurologischen Betrachtung bewirkten vorgefaßten Meinung.

---

[1]) Vgl. *Pick*. Die neurolog. Forschungsrichtung in der Psychiatrie. Berlin. 1921.

Ein kurzer Überblick möge zeigen, auf welchen Gebieten der Psychopathologie die neurologisch-hirnpathologische Methode in letzter Zeit erfolgreich gewesen ist!

Eine zunehmende Zahl von psychischen Störungen wurde der durch die Kriegserfahrungen [1]) sehr geförderten Pathologie des Hirnmantels angenähert und von ihr aufgesaugt, während — und das ist ein besonders wichtiges neuzeitliches Ergebnis, in dem alte Gedanken *Meynerts* auferstehen — ein anderer, fast täglich wachsender Kreis seelischer Störungen in seiner Abhängigkeit vom Hirnstamme erkannt wurde.

2. Hirnmantelpathologie und Psychopathologie.

Das Verständnis der Sinnestäuschungen ist wesentlich vertieft worden, nachdem im Kriege zahlreiche Parästhesien bei Verletzungen der hinteren Zentralwindung und häufig Photismen und Visionen bei solchen der Sehsphäre beobachtet wurden.

Durch die Aphasieforschung — so meinte *Bumke* [2]) kürzlich — gehe „ein deutlicher Zug müder Resignation". Dem widerspricht die Entwicklung der Lehre von den grammatischen Sprachstörungen, die einen gemeinsamen Besitz der Psychopathologie und Hirnpathologie darstellen [3]). An sprachlich gestörten Schizophrenen sind mir [4]) zuerst die Unterschiede des der motorischen Aphasie verwandten eigentlichen Agrammatismus (Depeschenstil) und des der sensorischen Aphasie näherstehenden Paragrammatismus (Satzparaphasien) aufgefallen, die dann auch an herdkranken Aphatikern und Kriegsverletzten (*Kleist*, *Isserlin*) gefunden und durch Sektionsbefund bestätigt wurden (*Bonhöffer*) [5]). Auch die anderen sprachlichen Absonderlichkeiten Geisteskranker, die Wahl schiefer und sonderbarer Bezeichnungen, verunstalteter Worte, die Wortstereotypien, die Wortneubildungen u. a. lassen sich auf aphasische Elementarstörungen zurückführen.

---

[1]) Vergl. die Kriegsliteratur und meine demnächst erscheinende Gehirnpathologie auf Grund der Kriegserfahrungen.

[2]) *Bumke.* Die materiellen Grundlagen der Bewußtseinserscheinungen. Psychologische Forschung 3. 3. 1923.

[3]) *Pick.* Die agrammatischen Sprachstörungen. Berlin 1913.

[4]) *Kleist.* Aphasie und Geisteskrankheit. Münchener Med. Wochenschr. 1914. 1.

[5]) *Bonhöffer.* Zur Klinik und Lokalisation des Agrammatismus und der Rechts-Links-Desorientierung. Monatsschr. f. Psychiatrie und Neur. 54. 1923.

Vom optischen Gebiet her sind wir in die Psychopathologie vorgedrungen mit der schon von *Pick* beobachteten eigenartigen Störung des optischen Zusammenfassens und Aufmerkens, der Komprehensions- und Zählstörung. Beide kommen oft bei Senilen und überhaupt in amnestischen Zuständen vor. Dazu kommt der Verlust der absoluten Lokalisation, die Ortsblindheit (*Best*, *Kleist*) und die zuletzt von *Bonhöffer* anatomisch begründete Desorientierung über die körperlichen Richtungen im Raum (Rechts-Links).

Der Begriff der Demenz ist durch die Aufstellung besonderer optischer, sprachlicher, frontaler Intelligenzstörungen geklärt worden (*Benary*, *Goldstein*, *Kleist*, *Lotmar*, *Berger*).

Zur Demenz gehören auch die zahlbegrifflichen und Rechenstörungen, die als Herdsymptome der weiteren Sehsphäre zu betrachten sind (*Peritz*).

Die Demenzen und der amnestische Symptomenkomplex (*Korsakoff*) sind daher heute schon beinahe vollständig auf hirnpathologisch bekannte Einzelstörungen zurückgeführt.

Auch ein hirnpathologisches Verständnis der Gedankenentgleisungen, der Paralogien Schizophrener, des Begriffszerfalls und der verworrenen Wahnbildung habe ich[1]) anzubahnen versucht und zuletzt paralogische Störungen bei Herderkrankung des linken Hinterhauptlappens beschrieben.

3. Hirnstammstörungen und Psychopathologie.

Psychomotorische Störungen.

Einen der Ausgangspunkte dieser Forschungen bilden meine Untersuchungen über die psychomotorischen Bewegungsstörungen und ihre Beziehungen zu dem System von Kleinhirn, Stammganglien und Stirnhirn. Sie blieben beinahe wirkungslos, bis sie in der im letzten Jahrzehnt ausreifenden Lehre von den subkortikalen oder extrapyramidalen Bewegungsstörungen eine festere Grundlage erhielten und ihnen in den enzephalitischen und arteriosklerotischen Bewegungsstörungen Bundesgenossen erwuchsen.

Heute kann man sagen, daß jede Art von Akinese mit oder ohne Starre, Katalepsie oder Zittern und beinahe jede Art von Hyper-

---

[1]) *Kleist.* Wesen und Lokalisation der Paralogie. Vortrag. Zentralbl. f. Neur. u. Psych. Bd. 33. S. 82. 1923.

kinese, von den einfachsten bis zu den kompliziertesten Formen sowohl bei organischen Stammganglienaffektionen, insonderheit bei Encephalitis und arteriosklerotischer Erweichung, wie bei Katatonien und Motilitätspsychosen vorkommt, mit der Maßgabe allerdings, daß von der Enzephalitis und den grob organischen Verletzungen die primitiven Formen der Bewegungsstörung bevorzugt werden, während bei den Psychosen im engeren Sinn mehr die verwickelteren, höher organisierten und seelisch gehaltvolleren Hyperkinesen auftreten. Damit hängt es wohl auch zusammen, daß bei Psychosen die affektive und sonstige seelische Beeinflußbarkeit der Bewegungsstörungen noch mehr hervortritt als bei den organischen Stammganglienaffektionen. Die neuen Feststellungen zwingen dazu, den Schwerpunkt der Störungen aus dem Stirnhirn, wo ich ihn zuerst gesucht hatte, in die Stammganglien selbst zu verlegen, ohne daß damit eine Mitwirkung des Stirnhirns bei gewissen Formen — von Akinese — ausgeschlossen werden soll. Die Iteration konnte ebenfalls als striär begründet nachgewiesen werden; möglicherweise hat auch die Perseveration und die Stereotypie wenigstens eine ihrer Bedingungen in den Stammganglien, desgleichen die Zwangserscheinungen und die impulsiven Handlungen[1]).

Weitere Fragestellungen ergeben sich aus den Beziehungen der psychomotorischen bezw. ganglionären Erscheinungen zu den von *Magnus* und *de Kleyn* klargestellten, vom Hals und Labyrinth ausgehenden tonischen und Stellreflexen.

Auch die von mir schon gelehrte Abhängigkeit zwischen Denken und Bewegungen, die psychomotorisch bedingte teils gehemmte, teils erregte Denkstörung wurde im Grundsatz bestätigt. Manche — nicht alle — Enzephalitiker mit Parkinsonismus sind auch denkgehemmt, und *Schaltenbrand*[2]) konnte durch Hyoscin außer der Bewegungsfähigkeit auch die Rechenleistungen bessern. Allerdings ist das nur der Anfang zur Lösung des Problems. Nicht die Psychomotilität im allgemeinen hat diesen Einfluß auf das Denken, sondern

[1]) *Kleist.* Die psychomotorischen Störungen und ihr Verhältnis zu den Motilitätsstörungen bei Erkrankungen der Stammganglien. Monatsschr. f. Psych. u. Neur. 52. 5. 1923.

[2]) *Schaltenbrand.* Untersuchungen über Parkinsonismus und Hyoscinwirkung. J. D. Hamburg 1923 u. *Kräpelins* Psychologische Arbeiten 1924. *Ders.* Gibt es eine Scopolaminsucht? Medizinische Klinik. 1924. Nr. 6.

wohl nur eine besondere, erst noch genauer festzustellende Station im Bewegungsaufbau. Jedenfalls aber dürfen wir die Bedingungen der formalen Denkstörungen — der verschiedenen Arten von Denkhemmung, der Inkohärenz, Ablenkbarkeit und Ideenflucht — nicht mehr ausschließlich in der Hirnrinde suchen, sondern müssen sie im wesentlichen in den Hirnstamm verlegen. Neuerdings hat auch *Goldstein*[1]) entsprechende Beobachtungen bei organischer Erkrankung der Stammganglien mitgeteilt.

Wenn auch auf allen diesen Gebieten noch vieles Einzelne zu schaffen ist, so sieht man doch den großen Fortschritt und die grundsätzliche Wendung; einmal darin, daß sich für höhere, zweifellos dem Ich, dem „Allerheiligsten" der Seele angehörende Funktionen überhaupt eine Beziehung zum Gehirn aufgetan hat, und dann, daß dieselbe nicht so sehr auf die Hirnrinde als auf die Stammganglien hinzielt.

Ichstörungen.

Hier begegnen sich die von den psychomotorischen Störungen ausgegangenen Forschungen mit den neuerdings so eifrig und vielseitig — psychologisch, philosophisch und hirnpathologisch — bearbeiteten Fragen des Ich und seiner Störungen überhaupt. Eins der wichtigsten Ergebnisse der neueren Untersuchungen, das auf *Reichardt*[2]) zurückgeht, ist, daß auch „der Sitz" des Ich im Hirnstamm zu suchen ist. Gewiß hat das Ich auch kortikale Seiten — Art und Grad der Begabung, persönliche Lebenserinnerungen und Erfahrungen, soweit sie gegenständlicher Natur sind, — aber der eigentliche Kern der Persönlichkeit — Gefühle und Triebe, Wille, Charakter und Temperament — hat offenbar wenig oder nicht mit der Hirnrinde zu tun, um so mehr aber, wie die jetzt vielfach beobachteten Charakterveränderungen bei Enzephalitis[3]) zeigen, mit dem Hirnstamm. Auch die lange behaupteten Beziehungen zwischen Gefühlen und Thalamus opticus sind durch die

---

[1]) *Goldstein.* Über den Einfluß motorischer Störungen auf die Psyche. D. Zeitschr. f. Nerv. 83. 1924.

[2]) *Reichardt*, Theoretisches über die Psychose. Journ. f. Psych. u. Neur. Bd. 24.

[3]) *Bonhöffer.* Psychische Residuärzustände nach Encephalitis epidemica bei Kindern. Klin. Wochenschr. I. 29. 1922. *Derselbe.* Welche Lehre kann die Psychiatrie aus dem Studium der Encephalitis lethargica ziehen? Deutsche Med. Wochenschr. 1923. Nr. 44.

neuen Beobachtungen von *Head* und *Holmes*[1]) bestätigt worden. Mit den vegetativen Zentren im Hirnstamm, deren Kenntnis ja in letzter Zeit bedeutend gefördert wurde, sind die Apparate des Ich sicher innig verknüpft, wofür allein schon die leichte Beeinflußbarkeit vegetativer Vorgänge durch Affekte spricht. Vielleicht gibt es eine Zentralstelle für alle vegetativen Zentren im Hirnstamm, ein „Zentrum des Organismus" im Sinne von *Küppers*[2]), das den Unterbau für die höheren Apparate des Ichs bildet.

Auch von der psychologischen Seite bemühen sich in letzter Zeit zahlreiche Untersuchungen um die Probleme des Ichs. Gerade hier scheint mir in dessen eine mehr strukturelle Psychologie im Sinne von *Pick* notwendig, die die Beobachtungen in ein den Gehirngrundsätzen entsprechendes Gerüst ordnet. *Klages*[3]) Unterscheidungen von Material, Struktur und Qualität des Charakters, denen jede Beziehung auf das Gehirn fehlt, sind für uns daher kaum brauchbar. Sie geben übrigens nicht einmal eine rein psychologische Gliedederung des Charakters; denn das „Material" des Charakters bedeutet das Wissen und die Denkweise eines Menschen, hat also mit dem Charakter im engeren Sinne nichts zu tun; da „Struktur" bei *Klages* ungefähr gleichbedeutend mit Temperament ist, so steht sie ebenfalls außerhalb des eigentlichen Charakters, und es bleibt nur die „Qualität", d. h. die Triebe und Willensregungen als echter Charakterbestandteil übrig.

Auch *Kretschmer*[4]) unterscheidet Charakter nicht genügend von Temperament und sieht im Charakter nur eine dynamische Größe, eine Summe von Funktionen und Reaktionen, wie Eindrucksfähigkeit, Retentionsfähigkeit, Leitungsfähigkeit, deren Substrat im unklaren bleibt. *Ewald*[5]) kommt dem strukturellen Ichbegriff näher. Charaktergrundlagen sind für ihn gewisse Strukturen im Hirnstamm, zum Teil auch in der Rinde, die unter der dauernden Einwirkung von Hormonen stehen. Temperament sei dagegen nichts Bauliches, sondern die individuell verschiedene Funktionsweise einer

---

[1]) *Head* und *Holmes*. Sensory disturbances from cerebral lesions. Brain. Vol. 34. 1911.

[2]) *Küppers*. Über den Ursprung und die Bahnen der Willensimpulse. Zeitschr. f. d. ges. Neur. und Psych. 86. 3. 1923. Vgl. meine Besprechung dieser und anderer Arbeiten von *Küppers*. Zentralbl. f. d. ges. Neur. u. Psych. 37. 4. 1924.

[3]) *Klages*. Prinzipien der Charakterologie, Leipzig 1921.

[4]) *Kretschmer*. Körperbau und Charakter. Berlin 1921.

[5]) *Ewald*. Temperament und Charakter. Berlin 1924.

biotonischen Zentralstelle im zentralen Höhlengrau, etwa der eben erwähnten vegetativen Zentralstelle entsprechend.

Nach meiner Überzeugung müssen wir in Weiterbildung der Gedanken von *Meynert*, *Wernicke* und *Stransky* einen dreistöckigen Aufbau des Ichbewußtseins annehmen: Zu unterst Somatopsyche (vegetatives Ich) im Höhlengrau des 3. Ventrikels, darüber Thymopsyche (Affektivität) und endlich Autopsyche (Charakter), beide im Thalamus und Pallido-Striatum.

An allen drei Stufen sind sensorische und motorische Leistungen und Anteile zu unterscheiden: Urgefühle und Triebe, Affekte und Ausdrucksbewegungen, Gesinnungen und Handlungen. Die psychomotorischen Funktionen sind also nichts neben dem Ichbewußtsein Bestehendes, sondern Teile oder besser gesagt Leistungen an demselben. Sie gehören je nach dem Grade ihrer Differenziertheit als rohe Reaktiv- und Triebbewegungen der Somatopsyche, als Ausdrucksbewegungen der Thymopsyche und als Handlungen der Autopsyche an.

Das Temperament ist m. E. ein Begriff, der auf einer ganz anderen Ebene liegt als diese Schichtungen, und ist, wie ich mit *Ewald* überzeugt bin, weniger etwas Strukturelles, als etwas Funktionelles. Es enthält in dem allgemeinen körperlichen Behagen oder Unbehagen, in den „Vitalgefühlen" etwas Somatopsychisches. Der Hauptsache nach ist Temperament jedoch die habituelle Gefühlslage eines Menschen — ernst, heiter — also etwas Thymopsychisches. Endlich nehmen auch autopsychische Elemente — Höhe und Art des Selbstgefühls (des Selbstbewußtseins) — an ihm teil.

Ewald kennt nur 2 Temperamentsarten, die manische und die melancholische. Mir erscheint die alte Lehre von den 4 Temperamenten richtiger; denn Stimmung und motorische Regsamkeit liegen keineswegs gesetzmäßig in gleicher Höhe. Wir kennen, wie *Klages* mit Recht betont, auch heiter-behäbige und ernst-rührige Menschen. Vielleicht gibt es getrennte Regulationszentren, sowohl für die Stimmung, wie für die Psychomotilität, die bei vielen Menschen auf die gleiche Höhe eingestellt sind — die manischen (sanguinischen) und melancholischen Temperamente —, während bei anderen die Einstellung der beiden Reguliereinrichtungen gegensätzlich ist: die Choleriker und die Phlegmatiker.

Alle drei Staffeln des Ichtbewußtseins stehen unter starken hormonalen Einflüssen und wirken auch wieder auf diese zurück.

Zur Pathologie des Ichbewußtseins ergibt sich aus dieser struktuellen Auffassung: Die Hysterischen haben ihren Defekt in der Somatopsyche. Es sind somatopsychisch schwache, in diesem Felde reaktiv-labile Menschen. Daher ihre ständigen Ausstrahlungen der Gemütsbewegungen und der sittlichen Konflikte ins Körperliche, ins Vegetativ-nervöse. Auch die triebhaften, impulsiven und die sexuell abnormen Psychopathen gehören wohl zu den somatopsychisch Mißbildeten.

Es gibt auch reaktiv Labile, die im allgemeinen nicht hysterisch reagieren: die Emotiven, die lediglich Stimmungslabilen. Ihre Mängel liegen auf thymopsychischem Gebiet. Neben ihnen — derselben Schicht angehörig — stehen die habituell Ängstlichen, die Zornmütigen und die Gemütlosen. Auf dieser Stufe stehen auch die motorischen Anlagen der Grazie und der Plumpheit, die Filmdiva und der Tollpatsch.

Abnorme Anlagen der autopsychischen Strukturen besitzen nach meiner Auffassung die Menschen mit mangelhaften sittlichen Gesinnungen: die Mitleidlosen, die Selbstsüchtigen. Dann gehören zu den autopsychisch Abnormen die Haltlosen, die Süchtigen und die Zwangskranken, die Psychopathen mit labilem Persönlichkeitsbewußtsein, schließlich die Menschen mit abnorm gestimmtem Selbstgefühl, die Expansiven und Kleinmütigen. Man muß wohl auch autopsychische Hirnmechanismen annehmen, die das Verhalten von Mensch zu Mensch regeln und die als vertrauliche und mißtrauische Haltung, Freundlichkeit und Hilfsbereitschaft, andererseits als Feindseligkeit und Aggressivität, als Empfindlichkeit und Beziehungssucht oder auch als Ungeselligkeit (Autismus) zur Geltung kommen. Abnorme Anlagen oder krankhafte Störungen an diesen „sozialen Mechanismen" dürften den Eigenbeziehungen, den überwertigen Ideen und den paranoischen Erkrankungen und Reaktionen zugrunde liegen (Querulanten, Fanatiker, Sensitive).

Bewußtseinsstörungen.

Nach den Untersuchungen *Reichardts*, *Breslauers*[1]), *Knauer-Enderlens*[2]), *Rosenfelds*[3]) können wir nicht mehr zweifeln, daß auch der Bewußtseinszustand vom Hirnstamm — Med. obl. oder Höhlengrau — weit mehr als von der Hirnrinde abhängig ist.

[1]) *Breslauer.* Die Pathogenese des Hirndrucks. Mitt. aus d. Grenzgeb. 30. S. 283.

[2]) *Knauer-Enderlen.* Journal f. Psych. u. Neur. 1923.

[3]) *Rosenfeld.* Über Bewußtseinszentren. Deutsche med. Wochenschr. 1924. Nr. 38.

Wie die Enzephalitis gelehrt hat, werden die periodischen Leistungsschwankungen des Bewußtseinszentrums — Schlaf und Wachen — von einem besonderen Regulierapparat beherrscht.

Wenn ich kurz von einem Bewußtseinszentrum spreche, so soll das nicht heißen, daß das Bewußtsein seinen Sitz im Hirnstamm habe, wie man etwa von Tonempfindungen sagen kann, sie seien in den Schläfelappen lokalisiert. Bewußtsein ist nach meiner Überzeugung nichts anderes als Zusammenhang der Inhalte und Vorgänge des Bewußtseins, keine besondere seelische Qualität oder Kategorie. Die wesentlichen Bestandteile, den Kern dieses Zusammenhangs aber bilden nicht die kortikalen Wahrnehmungen und Vorstellungen, sondern die in den Basalganglien lokalisierten Gefühle, Triebe, Gesinnungen und Strebungen, und deshalb muß auch „das Bewußtsein" als Funktion des Zusammenhangs aller seelischen Leistungen vom Hirnstamm und nicht von der Hirnrinde aus aufhebbar sein und dort seinen Mittelpunkt, sein „Zentrum" haben.

4. Symptomenkomplexe.

Auch die Symptomenkomplexe rücken unter hirnpathologischer Betrachtung in ein neues Licht und erlauben uns über die früheren Unterscheidungen zwischen heteronomen und homonomen, erklärbaren und verständlichen Zustandsbildern hinauszugehen. Man unterscheidet bekanntlich zufällige Symptomenverbindungen, wie sie z. B. durch den Zufall mehrerer gleichzeitiger Granatsplitterverletzungen an einem Gehirn hervorgebracht werden können, und die gesetzmäßigen, unabhängig von der jeweiligen Krankheitsursache stets in gleicher Verbindung auftretenden Symptomenkomplexe, *Hoches* [1]) „Einheiten zweiter Ordnung". Das Wesen der gesetzmäßigen Symptomenverbindungen wird nun kaum auf dem Wege aufgehellt werden können, daß man mit *Kräpelin* [2]) fragt, welchen verschiedenen phylogenetischen Entwicklungsstufen oder welchen Lebensaltern dieser oder jener Komplex eigen ist, — oder wenn man die Abhängigkeit gewisser Syndrome von hormonalen Störungen (*H. Fischer*) [3])

[1]) *Hoche.* Die Bedeutung der Symptomenkomplexe in der Psychiatrie. Zeitschr. f. d. ges. Neur. u. Psych. 1912.

[2]) *Kräpelin.* Die Erscheinungsformen des Irreseins. Zeitschr. f. d. ges. Neur. u. Psych. 62. 1. 1920.

[3]) *H. Fischer.* Die Rolle der inneren Sekretion in den körperlichen Grundlagen für das normale und kranke Seelenleben. Zentralbl. f. d. ges. Neur. u. Psych. 34. 4. 1922.

oder hypothetischen ätiologischen Zwischengliedern nachzuweisen sucht.

Nachdem sich nun die einzelnen psychopathologischen Symptome immer deutlicher in die beiden Gruppen der Hirnmantel- und Hirnstammsymptome gesondert haben, lag es nahe, auch nach gesetzmäßigen Hirnmantelkomplexen und Hirnstammkomplexen zu suchen.

Es bedarf keiner näheren Begründung, daß die herdförmigen und allgemeinen Demenzen und das amnestische Zustandsbild Hirnmantelkomplexe sind.

Zu ihnen dürften aber auch die Bilder des Begriffs- und Sprachzerfalls, der Halluzinose und der phantastische Symptomenkomplex gehören.

Während den Herddemenzen meist grobe örtliche Zerstörungen im Mark allein oder in Mark und Rinde, seltener in der Rinde allein zugrundeliegen, beruht der amnestische Komplex wahrscheinlich auf einer diffusen, die gesamte Rinde treffenden Schädigung (vgl. Verdrusung und Verfettung bei seniler Demenz). Der Begriffs- und Sprachzerfall muß nach der Natur seiner Einzelsymptome auch auf einer diffusen, aber im Gegensatz zum amnestischen Komplex weniger vollständigen Rindenschädigung mit elektiver Auswahl bestimmter Elemente oder Schichten im Hinterhaupt-, Schläfe- und Scheitellappen beruhen. Auch die Bilder der Halluzinose und des phantastischen Symptomenkomplexes hängen wohl mit einer besonderen Schädigungsweise der engeren und weiteren Sinnesfelder im Schläfe-, Hinterhaupts- und Scheitellappen zusammen.

Die große Mehrzahl der gesetzmäßigen Zustandsbilder gehört dagegen zweifellos dem Hirnstamm an.

1. Die Symptomenkomplexe der Bewußtseinsstörungen: Dämmerzustand, Delir, Schlafsucht und Schlaflosigkeit,

2. die Symptomenbilder des Ichbewußtseins: die triebhaften Verstimmungen, der hypochondrische Zustand, die expansiven und paranoischen Bilder und das der Depersonalisation,

3. die typischen Syndrome der Affektivität: der manische und melancholische Zustand und die ängstliche Erregung,

4. die typischen Syndrome der Psychomotilität und des Denkens, hyperkinetischer und akinetischer Zustand, Verwirrtheit und Stupor.

Während sich die Gesetzmäßigkeit der Hirnmantelkomplexe darauf beschränkt, daß sie bei verschiedenen Ursachen und Erkrankungen in gleicher symptomatologischer Weise auftreten, zeigt sich die Selbständigkeit der meisten Stammhirnsyndrome nicht nur in ihrem Zusammenhalt, sondern auch in einer von den Ursachen weitgehend unabhängigen Verlaufsweise, Dauer, Rückbildungsfähigkeit und Aufeinanderfolge.

Ich bezeichne diese daher als Syndrome, jene nur symptomatologisch-gesetzmäßigen als Symptomenkomplexe oder Zustandsbilder. Wir kennen kurze, steil ansteigende und jäh abfallende Verläufe — episodische — und phasische, die meist allmählich ansteigen, längere Zeit anhalten und allmählich abfallen. Nicht jedes Zustandsbild hat jede Verlaufsweise, sondern die Bewußtseinsstörungen — die Dämmerzustände, Delirien und Schlafzustände — ferner die triebhaften Verstimmungen sind es, die meist episodisch verlaufen. Die manischen und melancholischen, die akinetischen und hyperkinetischen, die verwirrten und stuporösen Syndrome verlaufen überwiegend phasisch. Alle Syndrome sind im Grundsatz ausgleichbare Störungen; daher z. B. auch die gute Remissionsprognose bei paralytischer Manie. Bei den psychomotorischen Formen sieht man häufig eine durch die jeweilige Ursache nicht erklärbare Aufeinanderfolge von Hyperkinese und Akinese, von verworrener Erregung und Stupor. In vielen Fällen dürfte auch die Abfolge Manie—Melancholie oder umgekehrt so zu deuten sein. Nach episodischen Schlafzuständen sehen wir oft einen Umschlag in besondere Aufgewecktheit, Unruhe und sexuelle Triebhaftigkeit. Umgekehrt folgt auf die delirante Erregung gesetzmäßig der abschließende Schlaf. In allen diesen Fällen schwingt offenbar ein nach einer Seite aus dem Gleichgewicht gebrachter Regulierungsapparat wie ein Pendel erst nach der anderen Seite aus, ehe er wieder zur Ruhe kommt.

5. Klinische Bedeutung der neurologischen Strömung.

Die hirnpathologische Strömung hat ihrem Wesen entsprechend besonders die allgemeine Psychopathologie gefördert. Mit dem Studium der Symptomenkomplexe aber hat sie auch in klinische Fragen hineingeführt. Die gesetzmäßigen Symptomenbilder sind zum Teil — d. h. soweit sie auf Schädigungen gewisser zentraler Regulierungsstellen beruhen dürften — mehr als Komplexe einzelner Krankheitszeichen, sind selbst eine Art von „Krankheiten“, die die Gesetze ihres Eintritts, ihres Ablaufs, ihrer Dauer, Aufeinanderfolge und Rückbildungsfähigkeit in sich tragen. Es sind „Syndrome“ im Gegensatz zu den einfachen Symptomenkomplexen. *Wernicke* hatte doch nicht so unrecht, als er seine Motilitätspsychosen, Somatopsychosen usw. eben Psychosen, nicht nur Zustände nannte. Auch in der von den alten Psychiatern geübten Gleichsetzung von Zustandsbild und Krankheit steckt ein gutes Stück Wahrheit. In die Idee der „Krankheitseinheit“ ist damit eine Bresche gelegt. Die Ursachen sind tatsächlich nicht allein entscheidend für Verlauf, Dauer und Ausgang. Und da die gesetzmäßigen Zustände und Syndrome nicht nur in reiner Form vorkommen wie bei gewissen konstitutionellen Erkrankungen, sondern mit zufälligen Erscheinungen vermengt allenthalben in der Symptomatologie der Geisteskrankheiten — auch der exogenen Psychosen — mitspielen, so wird es verständlich, daß ganz allgemein die Eigengesetzlichkeit der Komplexe und Syndrome mit der Wirkung der Ursachen wettstreitet und diese je nachdem verstärkt, vermindert oder abändert.

IV. Die konstitutionelle Strömung.

Diejenige Strömung, von der die gegenwärtige Psychiatrie am stärksten erfaßt worden ist, ist zweifellos die konstitutionelle. Es kann indessen nicht meine Aufgabe sein, diese Bewegung ausführlich darzustellen, da über die Anlage zu Geistesstörungen vor einem Jahre in dieser Versammlung eingehend berichtet worden ist[1]). Ich beschränke mich auf eine Ergänzung jener Berichte im Hinblick auf die heutige Fragestellung.

Die Stockung im Fortgang der klinischen Forschung war dadurch bedingt, daß die klinische Fragestellung auf dem Gebiete derjenigen Erkrankungen nicht weiter führte, die ausschließlich oder weitgehend konstitutionell bedingt waren: die Psychopathien, das manisch-depressive Irresein, die Paranoia, die Epilepsie und die Schizophrenie. Andererseits hatte auch die psychologische und neurologische Forschung in den Störungen des Ichbewußtseins und in den Symptomenkomplexen und Syndromen auf konstiutionelle Gegenstände hingeführt. Von außen her wurde der Anstieg einer konstitutionellen Strömung noch durch den Sieg dieses Gedankens in der gesamten übrigen Pathologie unterstützt.

Man kann nun in der psychiatrischen Konstitutionsforschung zwei Richtungen unterscheiden: die klinische, in der besonders *Hoche*, *Bumke*, *Schröder* und ich gearbeitet haben, und die erbbiologische *Rüdins* und seiner Schule, der auch *Gaupp* und *Kretschmer* nahestehen.

[1]) *Kehrer-Kretschmer.* Die Veranlagung zu seelischen Störungen. Berlin 1924.

Weg und Ziel der psychiatrischen und besonders der klinischen Konstitutionsforschung ergeben sich am leichtesten aus einem Blick auf die neuste Geschichte der Epilepsie.

Bei der Epilepsie ist die Zeit des gewaltigen Anschwellens dieses Krankheitsbegriffes, in dem derselbe die Dipsomanie, alle periodischen Verstimmungen, viele Psychopathien, Fälle mit gehäuften Absenzen, für manche Forscher sogar die Migräne umfaßte, schon vorbei. Die rückläufige Welle hatte hier schon früher eingesetzt, und es war gelungen, eine ganze Anzahl pathologischer Radikale herauszusondern, die auch für sich außerhalb der Krankheit Epilepsie vorkommen: die Pyknolepsie, die Narkolepsie, die Migräne, die affektepileptischen Anfälle; zuletzt die von mir[1]) geschilderten episodischen Dämmerzustände und die periodischen länger dauernden Schlafzustände (*Kleine*[2])). So haben wir neben der Krankheit Epilepsie, die alle diese Radikale umschließt, mehrere seltenere und symptomärmere, bisweilen monosymptomatische, epileptoide, Erkrankungen; außerdem die epileptoiden Psychopathen als konstitutionelle Dauerzustände, die wieder nur gewisse Züge der Gesamtkrankheit Epilepsie zur Darstellung bringen. Ich sehe der Einfachheit halber hier davon ab, daß diese Ausführungen streng genommen nur für die genuine Epilepsie im engsten Sinne gelten, während bei der Mehrzahl epileptischer Erkrankungen äußere Umstände (Verletzungen, frühkindliche Erkrankungen und fötale Hirnschädigungen) hineinspielen. Wir betrachten heute alle die eben genannten Gebilde des epileptischen Formenkreises nicht mehr, wie es *Samt*, *Kräpelin*, *Aschaffenburg*, *Gaupp* u. A. früher taten, als Äußerungen einer und derselben Krankheitsursache, die alle diese Erscheinungen als ihre Äußerungen und gegenseitigen Äquivalente hervorriefe, sondern wir erkennen eine Vielheit selbständiger Konstitutionseinheiten an, die sich erfahrungsgemäß häufig miteinander verbinden („Epilepsie"), seltener auch monosymptomatisch oder in kleineren Gruppen vorkommen und sich dann auch gelegentlich mit Einzelradikalen anderer Krankheitskreise, besonders des schizophrenen oder zirkulären verbinden (z. B. bei den episodischen Dämmerzuständen und bei der Dipsomanie). *H. Fischer*[3]) hat die

---

[1]) *Kleist*. Episodische Dämmerzustände. Im Druck.

[2]) *Kleine*. Periodische Schlafsucht. Monatsschr. f. Psych. u. Neur. 57, 5/6, 1925.

[3]) *H. Fischer*. Zur Biologie der Degenerationszeichen und der Charakterforschung. Zeitschr. f. d. ges. Neur. u. Psych. 62. 1920. — *Derselbe*. Die Rolle der inneren Sekretion in den körperlichen Grundlagen

Konstitutionslehre der Epilepsie durch die Erforschung des endokrinen Gefüges und des Körperbaus der Epileptiker erweitert. Was die Konstitutionseinheiten bei der vollausgeprägten Epilepsie zusammenhält, ist vorläufig noch unklar. Jedenfalls ist nicht erwiesen, daß alle Einzelformen des epileptischen Kreises ein und dasselbe Gen enthalten, nnd daß dadurch eine innere Einheit aller dieser Gebilde hergestellt wird. Sehr wahrscheinlich spielt dabei die Affinität der ihren Phänotypen zugrunde liegenden Genotypen eine Rolle (komplexe Genotypen, Faktorenkoppelungen). Die Erbforschung wird nicht dabei stehen bleiben dürfen, den — anscheinend rezessiven — Vererbungsgang für die genuine Epilepsie nachgewiesen zu haben (*Rüdin*[1]), *Medow*, *Hoffmann*), sondern müßte auch die Erbweise jedes einzelnen isoliert vorkommenden Radikals verfolgen. Der Anfang dazu ist bei der Migräne und der Dipsomanie gemacht (*Dobnigg-v. Economo*[2]).

In dieser Entwicklung der Epilepsie ist — wie ich glaube — die des manisch-depressiven Irreseins und der Schizophrenie vorgezeichnet. Die Einheit eines manisch-depressiven Irreseins wird zwar noch immer verteidigt, aber auch nicht mehr in der strengen, ätiologisch gedachten Fassung früherer Zeiten. So hat *Kräpelin*[3]) selbst sich dahin ausgesprochen, daß das manisch-depressive Irresein keine einheitliche Krankheit im strengen Sinne sei, sondern eher „eine aus gemeinsamer Wurzel erwachsene Krankheitsgruppe mit fließenden Übergängen zwischen den einzelnen Formen." Auch hier muß die Konstitutionsforschung nicht nur erbbiologisch, sondern vor allem klinisch betrieben werden, wie *Bumke*[4]), ich[5]) und *Schröder*[6])

für das normale und kranke Seelenleben. Zentralbl. f. d. ges. Neur. u. Psych. 34. 4. 1923.

[1]) *Rüdin*. Über Vererbung geistiger Störungen. Zeitschr. f. d. ges. Neur. u. Psych. 81. 1923.

[2]) *Dobnigg-Economo*. Die hereditäre Belastung der Dipsomanen. Allg. Zeitschr. f. Psych. 76. 3. 1920.

[3]) *Kräpelin*. Lehrbuch. 8. Aufl. III. S. 1383.

[4]) *Bumke*. Über die Umgrenzung des manisch-depressiven Irreseins. *Gaupps* Zentralbl. N. F. 20, S. 499.

[5]) *Kleist*. Streitfage der akuten Paranoia. Zeitschr. f. d. ges. Neurol. u. Psych. V. 3. 1911. — *Derselbe*. Autochthone Degenerationspsychosen. Ebenda 69. 1921.

[6]) *Schröder*. Ungewöhnliche periodische Psychosen. Monatsschr. f. Psych. u. Neur. 44. 1918. — *Derselbe*. Spielbreite der Symptome beim manisch-depressiven Irresein und bei den Degenerationspsychosen. Berlin 1920. — *Derselbe*. Degeneratives Irresein und Degenerationspsychosen. Zeitschr. f. d. ges. Neur. u. Psych. 60. 1920. — *Derselbe*. Degenerationspsychosen und Dementia praecox. Archiv f. Psych. 66. 1922.

es getan haben. Man kommt dann ähnlich wie bei der Epilepsie zu einer Kerngruppe, den eigentlich manisch-depressiven bzw. zirkulären Erkrankungen, um die sich „atypische" Formen, die von mir sogenannten „autochthonen Degenerationspsychosen" herumlegen. Die Aussonderung dieser Formen ist m. E. noch keineswegs abgeschlossen, die Verfolgung ihrer besonderen Erbgänge noch kaum begonnen, während die dominante Vererbung der typischen manisch-depressiven Erkrankungen (*Rüdin* u. A.) feststehen dürfte. Die Motilitätspsychosen, Verwirrtheiten, Angstpsychosen, Hypochondrien usw. verwirklichen wiederum Einzelradikale, die in den schweren, verworrenen und tobsüchtigen Formen des zirkulären Irreseins mit manisch-depressiven Syndromen vereint auftreten. Im Hinblick auf diese ihre Affinität mit dem zirkulären Irresein und ihre verlaufsmäßige Übereinstimmung mit diesem könnte man sie auch zykloide Psychosen nennen. Daß diesem Kreise auch wohlcharakterisierte Psychopathen angehören, die unmerklich ins Reich der Gesundheit übergehen, ist lange bekannt. *Kretschmer* spricht von zykloiden und zyklothymen Persönlichkeiten, *Bleuler* nennt sie Syntone. Auch hier überschneiden sich in den Außenbezirken des Kreises die Eigentümlichkeiten desselben zuweilen mit Eigenschaften anderer Kreise, seltener des epileptischen, sehr häufig des hysterischen, zuweilen auch des schizophrenen. Nur sind gerade in dieser Hinsicht die Dinge noch recht unklar.

Die in den epileptischen und epileptoiden sowie in den zirkulären und zykloiden Psychosen uns entgegentretenden klinischen Bilder sind nichts anderes als die gesetzmäßigen organischen Hirnstammsyndrome. Die Symptomatik und Verlaufsweise dieser Psychosen ist daher vollkommen identisch mit den Eigengesetzlichkeiten der entsprechenden Stammhirnsyndrome. Man sieht daraus, daß für diese Erkrankungen die Frage Zustandsbild oder Krankheit? gegenstandslos ist.

Auch die Schizophrenie wird voraussichtlich durch die Konstitutionsforschung in Einzelformen aufgelöst werden. Als Kern dieses Konstitutionskreises kann man die vollentwickelte Schizophrenie mit all den besonders von *Bleuler* so meisterlich geschilderten schizophrenen, katatonen, affektiven Störungen, den verworrenen Wahnbildungen und den Halluzinationen betrachten. Randpsychosen wären dazu die mehr auf einzelne Symptomarten beschränkten Krankheitsfälle: die ganz vorwiegend psychomotorisch gefärbten

Katatonien, die vorwiegend affektverblödenden Hebephrenien, die überwiegend sprachlich zerfallenden Schizophasien, die Kranken mit verworrener Wahnbildung und Begriffszerfall (Dementia paranoides) und die geordneteren Wahnpsychosen — *Kräpelins* Paraphrenien —, unter denen ich die progressive Beziehungspsychose, die Phantasiophrenie und die progressive Halluzinose unterscheiden möchte.

Der richtige Gesichtspunkt für die Aufstellung schizophrener Sonderformen wird um so leichter gewonnen werden, je neurologischer man denkt, d. h. je mehr man sich bemüht, bestimmt umgrenzte und wenn möglich als Störung einzelner Hirnfunktionen begriffene Symptome als Leitmotive zu nehmen. Ich [1]) habe auf das Vorbild der neurologischen Systemerkrankungen, der Heredodegenerationen hingewiesen, die auch durch einzelne, das Krankheitsbild beherrschende, während des ganzen Verlaufs nachweisliche und an Schwere zunehmende Einzelstörungen gekennzeichnet sind, und bei denen ebenfalls Einzelkrankheiten und kombinierte Formen beobachtet werden (vgl. die spastische Spinalparalyse, die spinale Muskelatrophie und die amyotrophische Lateralsklerose). Die Schizophrenien sind m. E. psychische Systementartungen, (Heredodegenerationen), ein Gedanke, der durch die neuerdings festgestellten elektiven schichtweisen Zellausfälle in der Rinde bestätigt wird (*Josephi* [2]), *Fünfgeld* [3])).

Man könnte die selteneren Randpsychosen des schizophrenen Formenkreises als schizoide Erkrankungen bezeichnen, wenn nicht *Popper* [4]) und ihm folgend *Kahn* [5]), *Lange* [6]) und *Mayer-Groß* [7]) mit

---

[1]) *Kleist.* Die Auffassung der Schizophrenien als psychischer Systemerkrankungen (Heredodegenerationen). Klinische Woch. 2. S. 962. 1923.

[2]) *Josephi.* Zur Histopathologie und Therapie der Dementia praecox. Deutsche med. Woch. 50. 34. 1924.

[3]) *Fünfgeld.* Anatomisches zur Auffassung der Schizophrenie als psychischer Systemerkrankung. Vortrag. Baden-Baden 1924. Archiv f. Psych. 71. 2. 1924.

[4]) *Popper.* Der schizophrene Reaktionstypus. Zeitschr. f. d. ges Neur. u. Psych. 62. 1920. — *Derselbe.* Klinische Studien zur Genese der Schizophrenien. Monatsschr. f. Psych. u. Neur. 50. 3. 4. 1921.

[5]) *Kahn.* Zur Frage des schizophrenen Reaktionstypus. Zeitschr. f. d. ges. Neur. u. Psych. 66, 1921. — *Derselbe.* Über die Bedeutung der Erbkonstitution für die Entstehung, den Aufbau und die Systematik der Erscheinungsformen des Irreseins. Zeitschr. f. d. ges. Neur. u. Psych. 74, 1922.

[6]) *Lange.* Periodische, zirkuläre und reaktive Erscheinungen bei der Dementia praecox. Ebenda 80, 1./2. 1922.

[7]) *Mayer-Groß.* Zum Problem des schizophrenen Reaktionstypus. Ebenda 76, 5. 1922.

diesem Namen ganz andere Fälle belegt hätten, nämlich heilbare, teils reaktive, teils periodisch-autochthone Formen, die ich zunächst als Degenerationspsychosen auffassen würde. Offenbar decken sie sich zum Teil mit den Motilitätspsychosen und gewissen Verwirrtheiten, die symptomatisch katatonen und schizophrenen Bildern ähneln. Doch konnte ich in solchen Fällen nur selten erbbiologische Beziehungen zum schizophrenen Formenkreise nachweisen; auch von der Annahme einer Legierung schizophrener und zirkulärer Anlagen wird m. E. ein zu freigebiger Gebrauch gemacht. Dies umstrittene Gebiet wird dadurch noch weiter verwickelt, daß man auch Infektionspsychosen, Puerperalpsychosen und andere exogene heilbare Erkrankungen, die mit psychomotorischen Zeichen, Verwirrtheit und dergl. einhergingen, wegen dieser äußeren Ähnlichkeit mit kataton-schizophrenen Erkrankungen als schizoide Psychosen oder auch als echte Schizophrenien ansprach — m. E. ohne zwingenden Grund, da eine psychomotorische oder verworrene Erregung, ein Stupor oder eine Halluzinose nur Kundgebungen von Hirneinrichtungen sind, die in jedem Menschen vorhanden sind. Eine Verwandtschaft solcher exogener Psychosen mit den Schizophrenien könnte immer nur auf Grund des Nachweises von erbbiologischen Beziehungen behauptet werden, was nach meinen Erfahrungen nur selten zutrifft.

Bumke[1]) hat dann den Spieß umgedreht und gesagt: Nicht die schizophrenie-ähnlichen symptomatischen Psychosen gehören zur Schizophrenie, sondern das, was wir Schizophrenie nennen, ist ein Gemenge von exogenen Erkrankungen. Solange aber die zugehörigen exogenen Ursachen nicht nachgewiesen sind, — denn die Fälle von Schizophrenie nach puerperaler Infektion und ähnlichen Schädigungen bilden doch nur einen sehr kleinen Bruchteil der als schizophren diagnostizierten Erkrankungen — ist dieser Gedanke nicht sehr überzeugend, und *Bumke* selbst schränkt seine Tragweite ein, indem er eine „vererbbare Kerngruppe von Dementia praecox" nicht leugnen will.

Daß es auch Psychopathen gibt, die symptomatisch und erblich den endogenen Defekterkrankungen nahestehen, hatten schon *Kräpelin*, *Bleuler*, *Berze* und *Medow*[2]) gesehen, denen die umfassenden

[1]) *Bumke*. Die Auflösung der Dementia praecox. Klin. Woch. 1923. 3. 11.

[2]) *Medow*. Zur Erblichkeitsfrage in der Psychiatrie. Zeitschr. f. d. ges. Neur. u. Psych. 26, 5. 1914.

und eindringenden Beschreibungen *Kretschmers*[1]) und *Hoffmanns*[2]) folgten. Ihre Nachweise werden um so fruchtbarer werden, je mehr man die sog. schizoiden Psychopathen in ihren einzelnen Formen auseinanderhält und sich bei ihrer Diagnose auf wirklich greifbare und eindeutige Übereinstimmungen mit den Krankheitszeichen der Schizophrenie und auf erbliche Verwandtschaft mit derselben beschränkt, wie es *A. Schneider*[3]) getan hat, dagegen von den allzu weiten, unbestimmten, nur eindrucksmäßigen Ähnlichkeiten absieht, denen *Kretschmer* dank seiner dichterischen Darstellungsgabe und zum Schaden der Sache einen viel zu weiten Raum gegeben hat.

Der Erbgang im schizophrenen Formenkreise ist ebenfalls noch weiterer Klärung bedürftig. Wohl scheint die rezessive Vererbung einwandsfreier schizophrener Verblödungen durch die Forschungen *Rüdins* und seiner Nachfolger gesichert, der Erbgang der Einzelformen und Randpsychosen ist aber — wesentlich infolge der Unsicherheit der klinischen Grenzen — noch dunkel. Die schizoiden Psychopathen gehen nach *Kahn* dominant.

Nach Abzug der epileptoiden, zykloiden und schizoiden Psychopathen bleibt immer noch der größte Teil der Psychopathen übrig. Dieser große Rest samt den auf ihrem Boden erwachsenden, meist reaktiven Psychosen und Neurosen ist, obwohl sie den am längsten bekannten Teil der Konstitutionsanomalien darstellt, bisher von der Anlage- und Erbforschung nicht genügend erfaßt worden. Nach *Medows* und unseren Frankfurter Beobachtungen steckt in dieser Gruppe zunächst ein Konstitutionskreis, in dessen Mittelpunkt die hysterische Veranlagung steht; um sie ordnen sich die emotiven, haltlosen, süchtigen und die phantastischen Persönlichkeiten, die Menschen mit der Neigung zu Bewußtseinsspaltungen als gewissermaßen hysteroide Konstitutionen, gemäß ihrer gemeinsamen Neigung zu ähnlichen reaktiven Störungen und ihrer ausgesprochenen Affinität zueinander.

Andere psychopathische Typen, die Zwangskonstitutionen und die Paranoischen (Überwertigen) besitzen, wie mir scheint, untereinander nähere Ähnlichkeit und Affinität als zum hysterischen Kreise. Sie dürften wieder eine Gruppe für sich bilden. An der Auf-

---

[1]) *Kretschmer.* Körperbau und Charakter. Berlin 1921.

[2]) *Hoffmann.* Die Nachkommenschaft bei endogenen Psychosen. Berlin 1921.

[3]) *A. Schneider.* Über Psychopathen in Dementia praecox-Familien. Allg. Zeitschr. f. Psych. 79, 1923.

hellung der paranoischen Konstitution und den aus ihr hervorwachsenden teils reaktiven — *Kretschmers*[1]) sensitiver Beziehungswahn — teils autochthonen Erkrankungen (*Ewald*)[2]) ist in den letzten Jahren besonders eifrig gearbeitet worden. Auf die neueste zusammenfassende Darstellung von *Gaupp*[3]) sei verwiesen.

Die Konstitutionsforschung ist jedoch nicht nur für die eigentlichen Anlageerkrankungen und Psychopathien von Bedeutung, sondern spielt überall auch in die exogenen Psychosen hinein. Ich darf hier meine[4]) Untersuchungen über die Anlage zu Infektionspsychosen und den Nachweis einer „symptomatisch-labilen" Konstitution erwähnen.

Daher war es auch gerade die Konstitutionsforschung, die den Blick für die Vielheit der Umstände schärfte, die in jeder Psychose zusammenlaufen, und für die Einseitigkeit, die jeder Diagnose anhaftet. So entstanden *Birnbaum*'s[5]) Überlegungen über den Aufbau der Psychose aus pathogenetischen und pathoplastischen Bestandteilen, und *Kretschmer*[6]) empfahl eine mehrdimensionale Diagnostik.

Es liegt endlich im Wesen konstitutioneller Betrachtung, daß sie nicht nur auf ein Organ oder nur auf die Psychose ihren Blick richtet, sondern das Ganze der Beschaffenheit des Organismus vor sich hat. Dieser Einstellung verdankten *Kretschmer* und *H. Fischer* ihre Beobachtungen am Körperbau und dem endokrinen Gefüge bei seelisch Abnormen. *Kretschmer* erkannte die Häufigkeit des pyknischen Habitus bei den Manisch-depressiven und die Bevorzugung der asthenisch-dysplastischen Bauformen bei den Schizophrenen. Aber auch die Hysteriker und die hysteroiden Psychopathen, ebenso die Imbezillen sind oft asthenisch oder dysplastisch, während bei Epileptikern ein eigenartiger massiver Körperbau nebst anderen Dysplasien (*H. Fischer*) nicht selten ist. Dies muß betont werden, da man schon anfängt, von einem schizoiden Körperbau zu reden und danach psychiatrische Diagnosen zu stellen.

---

[1]) *Kretschmer.* Der sensitive Beziehungswahn. Berlin 1918.

[2]) *Ewald.* Paranoia und manisch-depressives Irresein. Zeitschr. f. d. ges. Neur. u. Psych. 49, 1919.

[3]) *Gaupp.* Die Paranoia. Klin. Wochenschrift. 1924.

[4]) *Kleist.* Die Influenzapsychosen und die Anlage zu Infektionspsychosen. Berlin 1920.

[5]) *Birnbaum.* Der Aufbau der Psychose. Allg. Zeitschr. f. Psych. 76, 1923.

[6]) *Kretschmer.* Gedanken über die Fortentwicklung der psychiatrischen Systematik. Zeitschr. f. d. ges. Neur. u. Psych. 48, 1919.

Rückblick.

Wenn wir noch einmal rückschauend alles überblicken, so dürfen wir sagen: Die konstitutionelle Strömung hat das durch die Erstarrung der ätiologischen Fragestellung festgefahrene Schiff der klinischen Forschung wieder flott gemacht. Auch die neurologische Strömung brachte kräftige Anstöße, doch war es mehr die allgemeine Psychopathologie, die aus der neuen Belebung neurologischen und hirnpathologischen Denkens Nutzen zog, wie ihr auch die neue psychologische Bewegung zugute kam. Und die philosophische Strömung? Wenn auch für den Erkenntnisfortschritt unfruchtbar, so ist sie doch nicht nutzlos gewesen; denn der Zwang, den vor fast 100 Jahren eroberten naturkundlichen Boden unserer Wissenschaft erneut zu verteidigen, hat diesen Boden nur fester gesichert, zugleich aber den Blick geweitet für die andere, dem Erkennen gleichwertige Art des Welterlebens, die tätige. Sie dient zwar nicht der Forschung, aber der handelnde und helfende Seelenarzt kann ihrer nicht entraten und verdankt ihrem Aufschwung neue Antriebe.

Druck von Walter de Gruyter & Co., Berlin W. 10

FSC
www.fsc.org
MIX
Papier | Fördert gute Waldnutzung
FSC® C083411

Zeitfracht Medien GmbH
Ferdinand-Jühlke-Straße 7
99095 Erfurt, Deutschland
produktsicherheit@kolibri360.de